DIGIUNO INTERMITTENTE

La Via del Benessere e della Longevità

Scopri la Migliore Dieta per Attivare il Metabolismo e per aere il Grasso in Eccesso. Incluse Favolose Ricette e Piani Alimentari

Lucia M. Fernandez

INDICE

INTRODUZIONE

Prima di tutto, ciao e benvenuto! Questo libro è dedicato a chiunque desideri perdere peso, migliorare la propria salute, le prestazioni sportive o semplicemente essere curioso di un nuovo piano nutrizionale e avere voglia di sperimentare. Se sei arrivato fin qui e stai leggendo queste righe, probabilmente hai sentito parlare del digiuno e dei suoi benefici associati. Forse, al contrario, non ne hai mai sentito parlare e sei semplicemente curioso di sapere cosa consiste o stai cercando un piano alimentare alternativo che si adatti meglio alle tue esigenze. Quindi, diciamo che non importa quale sia la motivazione che ti ha portato qui, in entrambi i casi, sei nel posto giusto!

In questo libro, esploreremo in dettaglio il concetto di digiuno intermittente e il ruolo che svolge nella perdita di peso, i suoi benefici per il benessere generale e i miglioramenti che può apportare alle prestazioni sportive. Includendo alcune delle ultime e più importanti ricerche scientifiche sull'argomento, ti porteremo in un viaggio verso la consapevolezza, in modo da poter valutare consapevolmente se il digiuno è giusto per te e come puoi integrarlo in modo sicuro e ottimale nella tua vita.

Ma, prima di imbarcarci completamente nei segreti del digiuno intermittente, è importante capire che il digiuno non è una moda passeggera, né un modo rapido (e malsano) di perdere peso, ma come una tradizione millenaria che si è svolta in numerose culture nel corso di migliaia di anni. Oggi, grazie al contributo fondamentale della ricerca scientifica, questa abitudine inizia a rivelare i suoi molteplici benefici per la salute, e l'equilibrio delle persone. Qualunque sia la tua formazione o esperienza precedente con il digiuno, questo libro è stato scritto per essere una risorsa accessibile e semplificata che ti aiuti a informarti meglio per affrontare consapevolmente il complesso (d'altra parte, non banale) mondo del digiuno intermittente. Quindi, speriamo che trovi questo libro informativo e speriamo anche che ti piaccia leggere, nello stesso tempo trovi la giusta motivazione per impegnarsi in questo discorso e ti ispiri a esplorare tutte le varie possibilità che il digiuno può offrirti per migliorare la tua qualità di vita.

Ora che siamo arrivati alla fine di questa introduzione, non esitiamo e tuffiamoci nella scoperta del digiuno intermittente e di tutte le sue varianti. Quindi, buona lettura e mettiamoci al lavoro.

CAPITOLO 1. Perché Digiunare?

Il digiuno, come abbiamo già detto, è una pratica che abbraccia millenni nella storia delle civiltà, e che ha anche catturato l'interesse di molti nel mondo moderno, il che ha portato molte persone a chiedersi: perché dovremmo digiunare? In questo capitolo descriveremo le ragioni basate su basi scientifiche e pratiche, esaminando i benefici che potrebbe offrire a chiunque desideri migliorare la propria salute, perdere qualche chilo o migliorare le proprie prestazioni nello sport.

Uno dei motivi più comuni che porta le persone a scegliere il digiuno, è la perdita di peso. Infatti, il digiuno risulta essere un modo efficace per ridurre l'apporto calorico giornaliero, ma anche per accelerare il metabolismo e favorire la perdita di grasso corporeo. Infatti, quando non mangiamo cibo, il nostro organismo passa da bruciare zuccheri e carboidrati come fonte primaria di energia a utilizzare i grassi immagazzinati per ottenere energia. Questo processo, noto come chetosi, favorisce una rapida perdita di peso e ci aiuta a raggiungere i nostri obiettivi in modo più rapido ed efficace. Ma vediamo più attentamente in cosa consiste questo meccanismo della chetosi.

Durante il periodo di digiuno, il corpo esaurisce gradualmente le sue riserve di glicogeno, che sarebbe l'energia immagazzinata nei muscoli e nel fegato. Una volta esaurite queste riserve, il corpo inizia a bruciare i grassi immagazzinati per ottenere energia. In questo modo si producono chetoni, che possono essere utilizzati come carburante alternativo per il cervello e i muscoli. Questo è uno degli aspetti chiave che favoriscono la perdita di peso, perché quando si utilizzano le riserve di grasso corporeo, questo diminuisce nel tempo. Inoltre, durante il digiuno, l'organismo aumenta la produzione di ormoni lipolitici, che promuovono la decomposizione e il rilascio del grasso dalle cellule adipose per utilizzarlo come fonte di energia.

A questo punto capirete che proprio per questo motivo il digiuno intermittente è diventato sempre più popolare.

Ma cosa significa davvero "digiuno intermittente"? In poche parole, il meccanismo si basa sull'alternare periodi di digiuno, con periodi di cibo.

Esistono diversi tipi, ognuno con un preciso schema temporale, ma tutti hanno lo stesso obiettivo: favorire la perdita di peso attraverso meccanismi metabolici specifici.

Oltre a ridurre il grasso corporeo, il digiuno intermittente può influenzare positivamente gli ormoni coinvolti nella regolazione dell'appetito e del metabolismo. Ad esempio, il digiuno riduce i livelli di insulina nel sangue, che, ancora una volta, facilita la combustione dei grassi e previene l'accumulo di grasso corporeo. Aumenta anche i livelli di ormone della crescita, che favorisce la conservazione della massa muscolare e la combustione dei grassi.

Un altro aspetto importante, sullo sfondo della perdita di peso, è il suo potenziale per ridurre l'apporto calorico giornaliero. Ovviamente, poiché il digiuno limita il tempo disponibile per mangiare, la conseguenza naturale è che verranno consumate meno calorie durante il giorno. La riduzione dell'apporto calorico giornaliero provoca un deficit calorico, essenziale per la perdita di peso e costituisce la base di qualsiasi dieta. Tuttavia, ricorda sempre che è importante mantenere un sano equilibrio di nutrienti e che non dovresti ridurre drasticamente l'apporto calorico, poiché ciò potrebbe avere effetti negativi a lungo termine sulla salute e potrebbe compromettere gravemente il funzionamento del metabolismo. In questo modo, ricordate sempre che l'equilibrio è la chiave per una buona salute.

Infine, il digiuno intermittente può anche influenzare la produzione di insulina, migliorando la sua sensibilità, e la regolazione della glicemia, riducendo così il rischio di insulino-resistenza e di diabete di tipo 2. Ciò è particolarmente importante per le persone in sovrappeso e anche obese, poiché la resistenza all'insulina è spesso correlata a queste condizioni ed è, in molti casi, un ostacolo importante contro il quale a volte si imbattono gli sforzi per perdere peso.

In breve, il digiuno intermittente è una strategia efficace per perdere peso e migliorare la composizione corporea, attraverso una serie di meccanismi che hanno a che fare con il nostro metabolismo (tra questi processi c'è la chetosi, menzionato sopra). Inoltre, è un grande alleato per ridurre l'apporto calorico personale, ma anche un grande aiuto per le persone che soffrono di sovrappeso e obesità, e influenza positivamente gli ormoni coinvolti nella regolazione dell'appetito e del metabolismo.

Tuttavia, vorremmo sottolineare ancora una volta che non è adatto a tutti e potrebbe non essere il programma di dieta più adatto per alcuni di voi, in particolare per coloro che soffrono di determinate condizioni mediche, o sono esposti a specifico trattamento: consultare sempre un medico di fiducia prima di prendere qualsiasi decisione, in modo da poter procedere in modo sicuro secondo il piano di dieta.

Il digiuno non serve solo a perdere peso. Ci sono molte altre ragioni per cui le persone prendono questa decisione, tra cui il miglioramento della qualità della loro salute e la prevenzione di alcune malattie croniche. Gli studi hanno dimostrato che il digiuno intermittente può ridurre i livelli di infiammazione nel corpo, e proteggere contro le malattie cardiache e alcune forme di cancro. Inoltre, risulta anche essere un alleato per ridurre i livelli di colesterolo e allungare l'aspettativa di vita. Poiché è stato oggetto di numerosi studi scientifici che sottolineano i suoi benefici preventivi, procederemo a presentare le varie ricerche. Un importante studio condotto nel 2018 e pubblicato sulla rivista JAMA Internal Medicine ha esaminato gli effetti del digiuno intermittente sul metabolismo del glucosio e dei lipidi negli adulti obesi. Come risultato della ricerca, i medici hanno scoperto che il digiuno intermittente ha migliorato significativamente la sensibilità all'insulina e la regolazione della glicemia, riducendo così il rischio di sviluppare diabete di tipo 2 e altre malattie metaboliche.

Sono state studiate anche le proprietà antinfiammatorie del digiuno intermittente, poiché l'infiammazione è un fattore di rischio importante per le malattie cardiovascolari e il cancro. Uno studio condotto nel 2019 e pubblicato sulla rivista Cell Metabolism, ha esaminato gli effetti del digiuno intermittente sull'infiammazione sistemica e ha scoperto che è in grado di ridurre i marcatori infiammatori nel corpo, riducendo così il rischio di sviluppare malattie croniche correlate.

Inoltre, è stato dimostrato che il digiuno intermittente può aiutare a ridurre i livelli di colesterolo nel sangue, che è un altro importante fattore di rischio per le malattie cardiovascolari. Uno studio condotto nel 2020 e pubblicato sulla rivista Circulation Research, ha esaminato i suoi effetti sul profilo lipidico e ha scoperto che il digiuno intermittente riduce i livelli di colesterolo LDL (il cosiddetto "colesterolo cattivo") e trigliceridi, migliorando così la salute cardiovascolare.

Infine, il digiuno intermittente può aiutare a ridurre il rischio di sviluppare il cancro attraverso una serie di meccanismi che, oltre a ridurre l'infiammazione, includono la promozione dell'autofagia, un processo cellulare che aiuta a eliminare le cellule danneggiate o malate. Studi empirici e sperimentali hanno suggerito che il digiuno intermittente può ridurre il rischio di sviluppare vari tipi di cancro, come quello al seno, al colon e alla prostata.

In conclusione, anche se ci sono molti altri studi sul tema, da questi esempi, si può avere un indizio di come il digiuno intermittente potrebbe essere una strategia importante per la prevenzione delle malattie croniche, agendo direttamente sugli elementi che costituiscono un fattore di rischio. Tuttavia, è della massima importanza sottolineare che non si tratta di una panacea, né di una cura miracolosa per tutti i mali, e solo in combinazione con altri approcci di uno stile di vita sano, come una dieta equilibrata e regolare esercizio fisico per massimizzare i suoi benefici.

Per gli atleti professionisti e gli appassionati di fitness, il digiuno può anche offrire una serie di benefici per migliorare le prestazioni sportive e favorire il recupero muscolare. Quest'ultimo può aumentare la produzione di ormoni, tra cui l'ormone della crescita e la norepinefrina, che possono anche aumentare la capacità del corpo di bruciare i grassi e costruire muscoli. Inoltre, migliorando la sensibilità all'insulina, aumenta i livelli di energia e migliora il recupero muscolare dopo l'allenamento. Pertanto, non è solo un modo efficace per perdere peso, ma può anche avere un impatto significativo sulle prestazioni sportive, e questo è dimostrato anche da studi scientifici.

Uno dei modi per farlo è regolando il metabolismo energetico. Durante il digiuno, come abbiamo già visto parlando di perdita di peso, il corpo passa dal bruciare carboidrati e zuccheri come principale fonte di energia a bruciare i grassi immagazzinati. Quando ciò accade, può aumentare l'efficienza del metabolismo dei grassi e migliorare la capacità del corpo di utilizzare i grassi come fonte di energia durante l'esercizio prolungato; è quindi utile non solo nel contesto della perdita di peso.

Uno studio condotto nel 2014 e pubblicato sul Journal of the International Society of Sports Nutrition, ha esaminato gli effetti del digiuno intermittente sul metabolismo dei lipidi durante condizioni di esercizio fisico, e ha scoperto che aumenta l'ossidazione dei grassi e migliora l'efficienza energetica durante l'attività fisica.

Inoltre, il digiuno intermittente ha un effetto positivo sulla produzione di ormoni molto importanti, come l'ormone della crescita e la noradrenalina. L'ormone della crescita interviene nella sintesi proteica e nella riparazione muscolare, mentre la noradrenalina partecipa alla mobilitazione dei grassi e all'aumento della disponibilità di energia. Uno studio condotto nel 2016 e pubblicato sul European Journal of Applied Physiology, ha esaminato gli effetti del digiuno intermittente sull'ormone della crescita e ha scoperto che il regime di digiuno aumenta la produzione di esso durante il sonno, che può favorire notevolmente la riparazione muscolare e il recupero dopo l'esercizio.

Abbiamo anche detto che il digiuno intermittente favorisce l'autofagia, il processo cellulare che aiuta a rimuovere le cellule danneggiate o malate e a riparare i danni causati dallo stress ossidativo. Questo può essere particolarmente utile non solo nel trattamento del cancro, ma anche per gli sportivi, poiché l'esercizio fisico intenso può aumentare lo stress ossidativo e causare danni muscolari. A questo proposito, una ricerca condotta nel 2012 e pubblicata sulla rivista Cell Metabolism, ha esaminato il rapporto tra digiuno intermittente e autofagia muscolare e ha scoperto che il digiuno intermittente stimola quest'ultimo, concludendo che questo può favorire un migliore recupero muscolare e ridurre il rischio di lesioni da sovraccarico.

Infine, il digiuno intermittente, migliorando la sensibilità all'insulina e regolando i livelli di glucosio nel sangue, contribuisce a una migliore gestione dell'energia durante l'esercizio e a ridurre l'affaticamento muscolare. Uno studio condotto nel 2018 e pubblicato sulla rivista Nutrients, che ha esaminato gli effetti del digiuno intermittente sulle prestazioni atletiche concentrandosi sulla produzione di insulina e glucosio, ha concluso che il digiuno intermittente migliora la sensibilità all'insulina e la regolazione della glicemia, il che comporta un netto miglioramento delle prestazioni fisiche e riduce l'affaticamento muscolare durante l'esercizio.

In breve, il digiuno intermittente può influenzare significativamente il rendimento sportivo attraverso una serie di meccanismi importanti: regolazione del metabolismo energetico, produzione ormonale, autofagia e miglioramento della sensibilità all'insulina, Tutto ciò contribuisce a migliorare le prestazioni atletiche, aumentare la resistenza e ridurre l'affaticamento muscolare durante l'esercizio. Va notato che l'incorporazione del digiuno intermittente nello stile di vita dovrebbe essere una decisione personalizzata basata sulle esigenze individuali e supervisionata da un professionista, in particolare nel caso degli sportivi professionisti.

Apriamo un'altra parentesi necessaria. Non è sempre possibile seguire una dieta a digiuno; questa opzione non è adatta a tutti e può anche essere dannosa per alcune persone.

Ciò include chiunque abbia o abbia sofferto di disturbi alimentari come anoressia nervosa, bulimia o disturbo da alimentazione incontrollata. Data la natura delicata di questi disturbi, ricorrere a un regime di digiuno potrebbe aggravarli, aumentando il rischio di recidiva o peggioramento dei sintomi. Inoltre, il digiuno potrebbe anche avere ripercussioni a livello psicologico, aumentando l'avversione al cibo e soprattutto all'apporto calorico, il che potrebbe essere dannoso per coloro che hanno avuto esperienze negative legate all'alimentazione.

Il tema dei disturbi alimentari deve essere sempre affrontato con estrema sensibilità ed empatia, adottando un approccio rispettoso e comprensivo. I disturbi alimentari sono un problema crescente che colpisce sempre più persone nella nostra società, sono condizioni complesse e molto gravi in cui intervengono una serie di fattori fisici, emotivi e psicologici, che possono avere gravi conseguenze sulla salute fisica e mentale, e ciò sottolinea l'urgenza di un trattamento specializzato e di una rete di sostegno adeguata.

Pertanto, è fondamentale sensibilizzare in merito. I disturbi alimentari possono colpire persone di qualsiasi età, sesso, origine culturale o livello socioeconomico. Non sono limitati a un singolo sintomo specifico, ma possono manifestarsi in molti modi diversi, come anoressia nervosa, bulimia nervosa, disturbo da alimentazione incontrollata, disturbo selettivo del comportamento alimentare o arapsia.

Una delle pietre miliari della consapevolezza dei disturbi alimentari è la lotta ai miti e alle false credenze che circolano sui disturbi alimentari. Ad esempio, spesso si pensa che i disturbi alimentari siano semplicemente una questione di forza di volontà o di disciplina, mentre in realtà si tratta di una questione complessa, influenzata da fattori biologici, psicologici, sociali e persino ambientali. È importante educare le persone a capire che un disturbo alimentare non è una scelta, ma una malattia grave che richiede un trattamento medico specifico.

In questo contesto, è fondamentale fornire una rete di supporto forte e affidabile a chi ne soffre, cercando di creare un dialogo con loro e cercando di offrire il nostro pieno sostegno. Troppo spesso, infatti, i disturbi alimentari sono circondati da stigma e vergogna, che possono rendere chi ne soffre riluttante a cercare aiuto o semplicemente a parlarne apertamente. Creare uno spazio sicuro e accogliente in cui le persone si sentano libere di parlare apertamente dei loro sentimenti e delle loro esperienze è fondamentale per la guarigione e il recupero.

Un altro punto importante è conoscere ed essere informati sui segnali d'allarme dei disturbi alimentari, che includono cambiamenti significativi e improvvisi nel comportamento alimentare, preoccupazione eccessiva per il peso o la forma, evitamento del cibo, esercizio fisico eccessivo e/o tendenza all'isolamento sociale. Riconoscere questi segnali precoci ma chiari e offrire un supporto immediato può fare la differenza nella vita di una persona che lotta contro un disturbo alimentare.

Infine, garantire l'accesso alle risorse e al sostegno per chi ne ha bisogno, ai servizi di consulenza, alla terapia nutrizionale e psicologica, ai gruppi di sostegno e alle linee telefoniche di assistenza è essenziale dal punto di vista sociale ed economico. Informare sulle risorse disponibili e rimuovere le barriere all'accesso al trattamento sono passi essenziali per garantire che chiunque stia lottando con un disturbo alimentare possa ricevere il sostegno di cui ha bisogno.

Sebbene questo volume tratti un argomento diverso, si è ritenuto un dovere morale sensibilizzare l'opinione pubblica sui disturbi alimentari e aprire questa parentesi nel tentativo di promuovere una maggiore consapevolezza, comprensione e sostegno per coloro che ne sono affetti. L'educazione, il dialogo aperto, la capacità di riconoscere i segni della malattia e il libero accesso alle risorse sono fondamentali per affrontare efficacemente questa sfida e per lavorare insieme affinché nessuno si senta solo nella sua lotta.

Un'altra categoria di persone che dovrebbe evitare il digiuno intermittente è quella delle donne in gravidanza o in allattamento. Durante questi periodi delicati, è essenziale garantire un apporto adeguato di calorie e nutrienti per sostenere la crescita e lo sviluppo del feto o del neonato. Pertanto, digiunando, la neomamma potrebbe non fornire le quantità necessarie di nutrienti essenziali, come proteine, vitamine e minerali, aumentando il rischio di carenze nutrizionali che potrebbero influire negativamente sulla salute sua e del bambino.

Anche i bambini e gli adolescenti, che stanno attraversando una fase di crescita e sviluppo, hanno bisogno di un apporto calorico equilibrato per sostenere questo processo. Il digiuno intermittente, ancora una volta, può interferire con una crescita e uno sviluppo ottimali, limitando l'assunzione di nutrienti essenziali necessari per il loro benessere. Inoltre, il digiuno può avere effetti negativi sullo sviluppo cognitivo ed emotivo dei giovani, un altro aspetto da non sottovalutare.

Anche le persone con determinate condizioni mediche dovrebbero prestare particolare attenzione quando adottano il digiuno intermittente, o evitarlo del tutto. È il caso delle persone a cui è stato diagnosticato il diabete di tipo 1, delle donne con gravidanze ad alto rischio, delle persone con malattie renali, epatiche o cardiache in fase avanzata. Si tratta di persone che necessitano di un determinato apporto calorico giornaliero e di un controllo preciso della dieta. Anche in questo caso, il digiuno può interferire con la gestione di queste condizioni e aggravare la situazione clinica.

Una piccola nota finale. Sebbene sia spesso consigliato, anche sulla base di studi scientifici, le persone con uno stile di vita molto attivo o gli atleti di alto livello dovrebbero soppesare attentamente i possibili rischi e benefici del digiuno intermittente, in quanto potrebbero avere un elevato fabbisogno calorico e non essere in grado di ottenere energia sufficiente da una dieta di questo tipo. Sottolineiamo quindi la dimensione soggettiva di queste decisioni che, dopo un'attenta riflessione personale, dovrebbero essere valutate anche con l'aiuto di un professionista di fiducia. La vostra sicurezza e il vostro benessere devono essere sempre la priorità, non sottovalutate mai le vostre esigenze e cercate sempre il supporto necessario quando prendete decisioni delicate.

Ebbene, il primo capitolo è ormai chiuso. Abbiamo visto che sono molte le ragioni che spingono le persone a fare determinate scelte. Forse voi stessi state pensando al digiuno perché volete perdere quei chili di troppo, snellire le cosce, forse siete semplicemente stanchi di uno stile di vita sedentario e volete inserire il digiuno in un regime di scelte più salutari, oppure siete insoddisfatti delle vostre prestazioni atletiche. Qualunque sia il motivo per cui siete arrivati alla fine del primo capitolo, ricordate sempre di affrontare il digiuno in modo equilibrato e secondo le vostre esigenze personali, in modo da poterlo integrare in modo sicuro ed efficace nel vostro piano alimentare. Ci auguriamo che questo capitolo vi abbia aiutato a capire se il digiuno può essere un'opzione vantaggiosa per voi e, in caso affermativo, vi abbia incoraggiato a continuare a leggere.

CAPITOLO 2. Digiuno a breve e lungo termine : differenze nei meccanismi

In questo secondo capitolo spiegheremo i diversi tipi di digiuno intermittente, concentrandoci in particolare sul digiuno a breve termine e sul digiuno a lungo termine, approfondendo i meccanismi che ne stanno alla base e gli effetti sul nostro organismo.

Il digiuno a breve termine, noto anche come digiuno giornaliero o digiuno 16/8, prevede una finestra di digiuno di 16 ore seguita da una finestra di alimentazione di 8 ore durante il giorno. Applicando ciò che già sappiamo dal primo capitolo. Durante queste ore di digiuno, l'organismo passa dalla combustione del glucosio a quella dei grassi come fonte di energia, poiché le scorte di glicogeno si esauriscono. In questo modo si innesca il processo di chetosi, in cui il fegato produce chetoni, che vengono utilizzati come fonte alternativa di energia per il corpo e il cervello. Durante il periodo di alimentazione, è necessario consumare pasti sani e nutrienti per massimizzare i benefici di questo regime. Questo tipo di digiuno intermittente è molto popolare per la sua praticità e flessibilità, per cui può essere facilmente integrato nella vita quotidiana.

Numerosi studi scientifici si sono concentrati sugli effetti del digiuno a breve termine sulla salute e sul metabolismo. Ad esempio, uno studio pubblicato nel 2016 sul *Journal of Translational* Medicine ha esaminato gli effetti del digiuno intermittente quotidiano sul peso corporeo e sui parametri metabolici in adulti in sovrappeso. I ricercatori hanno riscontrato una significativa perdita di peso, una riduzione del grasso corporeo e un miglioramento della sensibilità all'insulina rispetto al gruppo di controllo che seguiva una dieta standard.

Anche altri studi hanno dimostrato i benefici del digiuno intermittente a breve termine per la salute cardiometabolica. Una revisione sistematica pubblicata nel 2020 sul *British Journal of Nutrition* ha esaminato gli effetti del digiuno intermittente sulla salute metabolica negli adulti in sovrappeso o obesi. I risultati hanno suggerito che il digiuno intermittente può produrre miglioramenti significativi del profilo lipidico, della pressione sanguigna e della resistenza all'insulina.

Inoltre, il digiuno a breve termine può avere effetti positivi sulla composizione corporea, promuovendo la perdita di grasso corporeo, preservando la massa muscolare. Uno studio pubblicato nel 2018 sulla rivista Nutrients ha esaminato gli effetti del digiuno intermittente quotidiano sulla composizione corporea e sulle prestazioni fisiche negli uomini adulti, constatando che essa portava ad una significativa riduzione del grasso corporeo senza influire sulla massa magra.

Infine, il digiuno di breve durata può anche influenzare positivamente la salute mentale e l'equilibrio psicofisico. Numerosi studi sono stati dedicati alla correlazione tra il digiuno intermittente e il miglioramento dei livelli di concentrazione e capacità cognitiva, nonché la riduzione dello stress ossidativo e l'infiammazione nel cervello. Tuttavia, si tratta di un settore in cui sono necessarie ulteriori ricerche per comprendere appieno gli effetti del digiuno di breve durata sulla salute mentale e sul benessere emotivo.

Abbiamo cercato di chiarire questo concetto in poche parole, illustrando un metodo molto popolare che ha dimostrato di avere numerosi benefici per la salute. Speriamo di aver fornito una spiegazione esaustiva del suo funzionamento; ma, in caso di dubbio, ricorda sempre che puoi fidarti del consiglio del tuo medico.

D'altra parte, abbiamo il digiuno a lungo termine, noto anche come digiuno prolungato, questo comporta periodi di digiuno che possono durare da 24 ore a diversi giorni o addirittura settimane. Durante il digiuno di lunga durata, l'organismo attraversa varie fasi metaboliche che includono l'esaurimento del glicogeno, l'entrata in chetosi e la mobilizzazione dei grassi immagazzinati come riserve energetiche. Durante queste fasi, il corpo sperimenta una serie di aggiustamenti fisiologici, come la riduzione dei livelli di insulina, l'aumento del rilascio di ormoni come l'adrenalina e la noradrenalina, e una maggiore attivazione del sistema nervoso simpatico. Questi aggiustamenti possono fornire una serie di benefici per la salute tipici del regime di digiuno, tra cui la perdita di peso, la riduzione dell'infiammazione, il miglioramento della sensibilità all'insulina, e la promozione di autofagia, che abbiamo discusso più volte. Perdonaci, se ripetiamo spesso gli stessi concetti, ma vogliamo che questo libro sia una guida anche per coloro che si avvicinano all'argomento per la prima volta e apprezziamo la chiarezza dei concetti perché, ricorda: ripetita iuvant (In poche parole, non fa mai male rinfrescare la memoria).

Comunque, torniamo a noi e vediamo alcuni studi sull'argomento.

La pratica del digiuno prolungato è stata oggetto di numerosi studi scientifici per valutarne gli effetti sulla salute e sul metabolismo umani. Uno studio condotto nel 2019 e pubblicato sul Journal of Clinical Investigation ha esaminato gli effetti del digiuno intermittente prolungato (48 ore di digiuno seguite da 24 ore di cibo) sulla salute metabolica degli adulti in sovrappeso o obesi. I risultati hanno indicato che il digiuno intermittente prolungato ha causato una significativa perdita di peso, ha ridotto la pressione sanguigna, migliorato la sensibilità all'insulina e ridotto l'infiammazione sistemica rispetto al gruppo di controllo che ha seguito una dieta standard.

Inoltre, il digiuno prolungato può avere effetti positivi sulla salute cardiometabolica, compresa la riduzione dei livelli di colesterolo LDL ("cattivo") e trigliceridi nel sangue, nonché della pressione sanguigna. Uno studio condotto nel 2017 e pubblicato sul Journal of Lipid Research ha esaminato gli effetti del digiuno intermittente prolungato sulla salute cardiometabolica negli adulti sani. I risultati hanno indicato che il digiuno intermittente prolungato ha portato a una significativa riduzione dei livelli di colesterolo LDL e trigliceridi, nonché a una riduzione della pressione sanguigna.

Infine, alcuni studi sembrano suggerire che il digiuno prolungato potrebbe anche allungare l'aspettativa di vita e migliorare la salute cellulare eliminando e riciclando componenti cellulari danneggiati o obsoleti. In effetti, questo avrebbe un impatto positivo sulla salute cellulare e sulla longevità, riducendo il rischio di malattie legate all'età e migliorando la funzione del sistema immunitario.

Quindi, come avrai già intuito, il digiuno prolungato è anche un campo di ricerca in erba e in evoluzione che mira a studiare e dimostrare i potenziali benefici per la salute. Ancora una volta, tuttavia, sono necessarie ulteriori ricerche per comprendere appieno gli effetti del digiuno prolungato e come applicarlo in modo sicuro ed efficace.

Apriamo ora una parentesi meno "seria" e concediamoci qualche banalità. Abbiamo detto che il digiuno intermittente è diventato molto popolare ultimamente, giusto? Sì, e in effetti, anche molte celebrità hanno deciso di seguirlo.

Uno dei più famosi sostenitori del digiuno intermittente è l'attore britannico Hugh Jackman, noto per il suo ruolo di Wolverine nei film di X-Men, che ha rivelato in interviste che segue una dieta che include il digiuno intermittente per mantenere la sua invidiabile forma fisica e la giusta energia per sostenere il suo frenetico stile di vita. Ha spiegato che a volte digiuna per 16 ore al giorno, seguite da un periodo di alimentazione di otto ore, per mantenere il peso sotto controllo e mantenere una salute ottimale.

Un altro sostenitore del digiuno intermittente è la bella attrice Jennifer Aniston, la Rachel della serie televisiva Friends. Jennifer ha anche parlato apertamente del suo approccio al digiuno intermittente e ha detto che di solito inizia la giornata con una bevanda all'acqua con limone, e pratica il digiuno intermittente evitando di mangiare dopo le 4 del pomeriggio, attribuendovi la sua energia, il suo aspetto giovanile e il mantenimento della sua forma fisica.

Il regista e attore americano Terry Crews è un altro noto sostenitore del digiuno intermittente. Alcuni di voi probabilmente lo conosceranno per i suoi ruoli in film come The Expendables e la serie televisiva Brooklyn Nine-Nine. Tuttavia, ha anche dichiarato di praticare il digiuno intermittente, mangiando solo per una finestra di tempo di otto ore durante il giorno.

Oltre ad attori e attrici, diversi atleti d'élite hanno anche adottato il digiuno intermittente come parte della loro dieta. Uno di questi è il pugile britannico Amir Khan, campione del mondo, che ha parlato dei benefici che sperimenta grazie al digiuno intermittente, specialmente durante la sua preparazione ai combattimenti. Ha spiegato che il digiuno intermittente aiuta a controllare il peso, mantenere la forza e ottimizzare le prestazioni durante gli allenamenti e i combattimenti.

Infine, l'imprenditore americano e magnate dei media Jack Dorsey, cofondatore di Twitter, è noto per aver adottato il digiuno intermittente come parte del suo stile di vita, spesso digiunando per 22 ore al giorno e mangiando i loro pasti per una finestra di tempo di due ore. Ha spiegato che, con il suo lavoro, il digiuno intermittente lo aiuta a mantenere la mente agile e a concentrarsi molto durante la giornata lavorativa, migliorando le sue prestazioni.

L'attrice e modella Elizabeth Hurley, nota icona di stile, ha anche aderito alla tendenza e ha raccontato che digiunava per lunghi periodi, anche fino a 24 ore, per pulire il suo corpo e mantenere la sua forma fisica e vitalità.

Inoltre, il giornalista e scrittore americano Dave Asprey è un altro sostenitore del digiuno prolungato e, in particolare, del cosiddetto approccio "digiuno a prova di proiettile". Noto per il suo lavoro nel campo del biohacking e dell'ottimizzazione mente-corpo, ha parlato dei benefici che ha sperimentato con il digiuno a lungo termine, come l'aumento dell'energia, una maggiore chiarezza mentale e la perdita di peso.

Infine, abbiamo anche il medico canadese Jason Fung, noto per il suo lavoro su obesità, diabete e nutrizione e autore di diversi libri sulla perdita di peso e la salute metabolica, è un sostenitore del digiuno intermittente a lungo termine come strumento per migliorare la salute metabolica, ridurre il peso corporeo e invertire il diabete di tipo 2.

Questi sono solo alcuni esempi, che abbiamo ritenuto opportuno aggiungere, di personaggi famosi che hanno dichiarato di praticare il digiuno intermittente proprio per mostrare quanto sia diffusa questa tendenza, e il suo conseguente riconoscimento, in tutto il mondo. Tuttavia, come avrai letto, ognuna di queste personalità ha fatto la sua scelta in base alle proprie esigenze, cosa che anche tu dovresti sempre ricordare.

Meccanismi di funzionamento

Ma torniamo alle questioni scientifiche. I meccanismi che regolano il digiuno intermittente sono diversi e complessi e implicano una serie di processi fisiologici e metabolici. Come sempre, partiamo dal concetto che durante il digiuno, l'organismo passa da uno stato di alimentazione all'altro di assenza di cibo, innescando una serie di risposte adattive per garantire un adeguato approvvigionamento energetico e, di conseguenza, la sopravvivenza. Queste risposte includono la riduzione dei livelli di insulina, l'aumento del rilascio di ormoni come adrenalina e noradrenalina e l'attivazione del sistema nervoso simpatico. Come abbiamo detto, tutti questi sono meccanismi per mobilitare le riserve energetiche dell'organismo e garantire un approvvigionamento costante di energia anche durante il digiuno.

Inoltre, il digiuno intermittente può influenzare una serie di vie metaboliche e di segnalazione coinvolte nella regolazione del metabolismo, dello stato infiammatorio e della salute cellulare. La via mTOR, acronimo di "mammalian target of rapamycin", è un complesso sistema di segnalazione cellulare che svolge un ruolo chiave nella regolazione della crescita e della proliferazione delle cellule, del metabolismo e della risposta allo stress. Per capire meglio cos'è la via mTOR e come influisce sul nostro organismo, è importante esaminare più in dettaglio il suo funzionamento.

Possiamo immaginare il percorso mTOR come una sorta di "centro di comando" all'interno delle nostre cellule, che riceve segnali da vari fattori interni ed esterni per regolare una serie di processi vitali. Uno dei suoi compiti principali è rilevare i livelli di nutrienti ed energia disponibili nella cellula e regolare la crescita e il metabolismo in base a questi segnali. Quando i livelli di nutrienti, come aminoacidi e glucosio, sono abbondanti, la via mTOR si attiva e promuove la crescita e la proliferazione cellulare, nonché la sintesi di proteine e lipidi, un processo importante per favorire la crescita e lo sviluppo cellulare, il ripristino dei tessuti danneggiati e la produzione di energia per le funzioni cellulari essenziali.

Tuttavia, quando i livelli di nutrienti sono bassi, la via mTOR viene inibita e la cellula attiva meccanismi di conservazione delle risorse per sopravvivere. In questo stato, la cellula può attivare processi come l'autofagia, che è il processo di degradazione e riciclaggio di componenti cellulari danneggiati o non necessari per fornire energia e materiali da costruzione per la sopravvivenza, di cui abbiamo parlato più volte.

Un altro modo molto semplice di pensare al percorso mTOR è immaginarlo come un interruttore che può essere acceso o spento a seconda delle condizioni ambientali e metaboliche della cellula: quando c'è abbondanza di nutrienti ed energia, l'interruttore è acceso e la via mTOR promuove la crescita e la proliferazione cellulare. Quando le risorse scarseggiano, l'interruttore si spegne e il binario viene inibito, consentendo alla cellula di conservare energia e attivare meccanismi di difesa e riparazione.

Interviene in una vasta gamma di processi fisiologici e patologici del nostro organismo. Ad esempio, interviene nella regolazione della crescita e della differenziazione cellulare, nella risposta immunitaria, nella patogenesi del cancro, nelle malattie metaboliche e nell'invecchiamento. Pertanto, comprendere il suo funzionamento è fondamentale per comprendere molti aspetti della biologia umana e per lo sviluppo di nuove terapie per le malattie associate alla sua disfunzione.

In conclusione, mTOR è un importante sistema di segnalazione cellulare che regola una serie di processi fisiologici fondamentali nel nostro organismo, che possono influenzare una vasta gamma di condizioni di salute. Pertanto, è fondamentale continuare la ricerca su questo argomento, poiché può aprire nuove strade per il trattamento di vari disturbi e malattie e contribuire a migliorare la nostra comprensione della biologia umana.

Un altro meccanismo in gioco è la via AMPK, che controlla il metabolismo energetico e la risposta allo stress, e la via dell'insulina, che regola il metabolismo del glucosio e dei lipidi. Il digiuno intermittente può modulare l'attività di queste vie, il che si traduce in una serie di benefici per la salute.

La via AMPK, acronimo di "proteina chinasi attivata da adenosina monofosfato", è una via metabolica chiave all'interno delle cellule che svolge un ruolo fondamentale nella regolazione dell'energia cellulare, del metabolismo e della sopravvivenza. Vediamo come funziona la cosa.

Per cominciare, possiamo immaginarla come una sorta di "sensore" di energia all'interno delle nostre cellule. Quando i livelli di energia cellulare sono bassi, come quando le riserve di glucosio si esauriscono o durante il digiuno, la via dell'AMPK viene attivata per aiutare la cellula a compensare questa carenza energetica. Una delle principali funzioni della via AMPK è promuovere la produzione di energia attraverso la glicolisi e l'ossidazione degli acidi grassi, due processi che convertono nutrienti come il glucosio e il grasso in energia utilizzabile sotto forma di adenosina trifosfato (ATP): questo è essenziale per garantire che le cellule abbiano abbastanza energia per svolgere le loro funzioni vitali.

Inoltre, aiuta a preservare le risorse energetiche della cellula sopprimendo la sintesi di lipidi, proteine e stimolando l'autofagia, che aiuta la cellula ad adattarsi a condizioni di stress metabolico e a sopravvivere anche in condizioni energetiche limitate.

Un altro compito importante della via AMPK è quello di regolare il metabolismo dei lipidi e il glucosio nell'organismo. Quando attivato, promuove l'assorbimento di glucosio dalle cellule e l'assorbimento di acidi grassi nei tessuti periferici come il muscolo scheletrico e il tessuto adiposo, riducendo i livelli di glucosio e lipidi nel sangue, favorendo una migliore gestione del glucosio, riducendo il rischio di obesità e malattie cardiometaboliche.

La via AMPK interviene anche in una vasta gamma di processi fisiologici e patologici, come la regolazione del metabolismo energetico, la crescita, la differenziazione cellulare, la risposta allo stress, l'infiammazione e l'invecchiamento. Pertanto, comprendere il funzionamento della via AMPK e di mTOR è fondamentale per comprendere molti aspetti della salute umana e per lo sviluppo di nuove terapie per le malattie associate alla disfunzione di questa via.

Per concludere questo capitolo, riassumiamo che, all'interno della categoria "digiuno intermittente", ci sono diversi approcci che possono variare sia nella durata che nell'intensità, e che possono influenzare diversi meccanismi fisiologici e metabolici. Pertanto, dopo aver valutato le proprie esigenze e, soprattutto, lo stato di salute stesso, il passo successivo è conoscere i diversi tipi di digiuno intermittente e i meccanismi che li regolano, al fine di massimizzare i profitti e avere ancora più fiducia in un approccio sicuro ed efficace.

CAPITOLO 3. Le basi scientifiche del digiuno circadiano

Il digiuno circadiano è un approccio alimentare basato sui ritmi naturali dell'organismo, in linea con il ciclo sonno-veglia e l'orologio biologico. Questo tipo di digiuno si concentra sul consumo di cibo solo per determinate fasce orarie del giorno, in armonia con i ritmi circadiani naturali del corpo. Ma prima, per comprendere appieno la base scientifica del digiuno circadiano, è importante esaminare come il nostro orologio biologico interno regola i processi metabolici e digestivi.

Il nostro corpo segue un ritmo circadiano, un ciclo di circa 24 ore che regola una serie di funzioni fisiologiche e comportamentali come il sonno, il metabolismo, la temperatura corporea e il rilascio di ormoni. Questo ritmo è controllato da una regione del cervello chiamata nucleo sovraquiasmatico (NSC), che agisce come un "orologio" biologico interno. Riceve segnali da fattori esterni, come la luce solare, che aiutano a sincronizzare il ritmo circadiano con il ciclo giorno-notte.

Uno dei principali ormoni coinvolti nella regolazione del ritmo circadiano è la melatonina, conosciuta come l'ormone del sonno. La melatonina è prodotta dalla ghiandola pineale del cervello in risposta al buio e aiuta a regolare il ciclo sonno-veglia, indicando al corpo quando è il momento di dormire. Il ritmo circadiano influenza anche il rilascio di altri ormoni coinvolti nel metabolismo e nella digestione, come l'insulina, il glucagone e il cortisolo.

Poi, durante il giorno, quando siamo attivi e svegli, il nostro corpo si trova in uno stato di alta attività metabolica, con livelli più alti di insulina e glucagone che regolano il metabolismo dei carboidrati e dei grassi. Consumare cibo durante le ore diurne, cioè quando si è più attivi, può aiutare a ottimizzare l'assorbimento e l'utilizzo dei nutrienti da parte dell'organismo, fornendo energia per le attività quotidiane. D'altra parte, durante la notte, quando ci prepariamo a riposare e dormire, il nostro corpo rallenta l'attività metabolica e si concentra sulla riparazione e il recupero. Pertanto, il consumo di cibo durante la notte può interferire con questo processo naturale, alterando il ritmo circadiano e influenzando negativamente la qualità del sonno, così come il metabolismo.

Esistono numerose prove scientifiche a sostegno dei benefici per la salute del digiuno circadiano. Uno studio pubblicato sulla rivista Cell Metabolism nel 2020 ha esaminato gli effetti del digiuno circadiano sulla salute metabolica nei topi. I ricercatori hanno scoperto che limitare l'accesso al cibo durante la notte porta a una migliore regolazione del metabolismo del glucosio e dei lipidi, riducendo il rischio di obesità e malattie metaboliche.

Altri studi, condotti sull'uomo, hanno suggerito che il digiuno circadiano può portare a una serie di benefici per la salute, come perdita di peso, miglioramento della sensibilità all'insulina, riduzione del rischio di malattie cardiometaboliche e miglioramento della qualità del sonno. Tuttavia, questi studi sono troppo recenti e necessitano di ulteriori progressi per comprendere appieno i meccanismi sottostanti e i benefici del digiuno circadiano per la salute umana.

In conclusione, il digiuno circadiano prende il nome dal fatto che si basa sui ritmi naturali del nostro corpo, sugli ormoni che regolano il ciclo sonno-veglia e il metabolismo. E abbiamo visto che consumare cibo durante le ore diurne e digiunare durante la notte potrebbe ottimizzare la salute metabolica e migliorare la qualità del sonno. O, almeno, sembrano suggerire studi recenti, ancora in fase di aggiornamento, anche se piuttosto avanzati

Capitolo 4. Vari metodi di digiuno (16:8-5:2- Eat -Stop-Eat)

Il metodo 16:8 è uno degli approcci più popolari al digiuno intermittente e, in parte, ne abbiamo già parlato. È relativamente semplice da seguire ed è collegato a una serie di benefici per la salute se praticato correttamente e sotto la supervisione di un operatore sanitario qualificato. Ma non indugiamo oltre e ne parliamo.

Cos'è il metodo 16:8?

Sappiamo già che il digiuno in questo caso dura 16 ore ed è seguito da un periodo di alimentazione di 8 ore. Durante il periodo di digiuno si consumano solo acqua, tè e caffè senza zucchero o altre bevande ipocaloriche. Ciò significa che, ad esempio, se si inizia a mangiare alle 12, si finisce di mangiare alle 8 del pomeriggio e si digiuna fino alle 12 del giorno successivo.

Come funziona ?

Durante il periodo di digiuno, il tuo corpo inizierà a bruciare i grassi per ottenere energia, entrando in chetosi e questo, come abbiamo visto, è una formula fissa che devi tenere sempre presente. Durante la finestra di alimentazione, invece, è importante concentrarsi su pasti nutrienti ed equilibrati che apportano al tuo corpo tutti i nutrienti di cui ha bisogno: è consigliabile evitare cibi molto elaborati e ricchi di zuccheri aggiunti durante questo periodo.

Vantaggi del metodo 16:8

Uno dei principali vantaggi del metodo 16:8 è la sua flessibilità, poiché può adattare il suo programma di digiuno personalizzato alle sue esigenze e al suo stile di vita. In effetti, è il più popolare perché molte persone trovano più facile seguire questo metodo rispetto ad altri approcci più restrittivi, anche se gli effetti possono variare da persona a persona e dipendono da molti fattori come la dieta, l'attività fisica e lo stato di salute generale.

Considerazioni importanti

Prima di adottare il metodo 16:8, o qualsiasi altro regime di digiuno intermittente, è importante consultare un professionista qualificato, non dimenticare mai. Soprattutto se hai problemi di salute preesistenti o se, ad esempio, sei incinta o stai allattando. Inoltre, è essenziale ascoltare il tuo corpo durante il digiuno e non spingerlo oltre i suoi limiti. Se avverti sintomi come vertigini, stanchezza eccessiva o fame intensa, è importante interrompere il digiuno e mangiare un pasto equilibrato e nutriente.

Conclusione ed esempio

Il metodo 16:8 è un approccio popolare al digiuno intermittente, che offre una serie di benefici per la salute se praticato correttamente e sotto la supervisione di un professionista qualificato. Grazie alla sua flessibilità e semplicità, può essere un'opzione efficace per chiunque desideri cercare di migliorare la propria salute e perdere peso in modo sostenibile, avendo sempre cura e ascoltando il proprio corpo durante il processo.

Immaginiamo ora un giorno tipico in cui applicare il piano 16:8. Questa, naturalmente, è solo un'indicazione generale che potrebbe, e dovrebbe, variare leggermente da persona a persona in base alle proprie preferenze, orari quotidiani e esigenze personali. Cercheremo tuttavia di fornire un esempio generale che possa essere adattato alle esigenze individuali.

Iniziamo la giornata svegliandoci verso le 7 del mattino; dopo una notte di digiuno, ci sentiamo freschi e pronti ad affrontare la giornata. Per coloro che praticano il metodo 16:8, questa è ancora una fase di digiuno; quindi, ci regaliamo una tazza di tè o caffè senza zucchero (evitiamo di aggiungere zucchero o latte, perché potrebbero interrompere il digiuno) per aiutarci ad attivare il metabolismo e svegliarci del tutto.

Al mattino continuiamo le nostre attività quotidiane, che possono andare dal lavoro, studiare, allenarsi o semplicemente trascorrere del tempo con la famiglia. È importante mantenere un'idratazione adeguata per tutto questo tempo, quindi bere molta acqua è essenziale per mantenere il corpo idratato e favorire il metabolismo.

Arrivammo a metà mattina, verso le 11, e cominciammo a sentire una leggera fitta (il nostro stomaco comincia a lamentarsi!!). Questo è un buon segno, indica che il nostro corpo si sta preparando per entrare nel periodo di alimentazione.

Tuttavia, seguendo il metodo 16:8, resistiamo alla tentazione di consumare cibi e bevande zuccherati e ci limitiamo a bere acqua o altre bevande ipocaloriche.

Verso mezzogiorno inizia finalmente il nostro periodo di alimentazione. Prepariamo un pasto nutriente ed equilibrato che dovrebbe includere proteine magre, carboidrati complessi e verdure (a foglia verde, o quello che preferisci). Ad esempio, per sperimentare, possiamo optare per una grande insalata di pollo con avocado e semi di chia, accompagnata da una razione di quinoa e verdure al vapore. Questo è un esempio di un pasto che può fornire al nostro corpo i nutrienti di cui ha bisogno per sostenere le nostre attività quotidiane e saziare il nostro appetito.

Dopo aver mangiato, ci concediamo un momento di relax per digerire al meglio: è il momento perfetto per godersi una tranquilla passeggiata all'aria aperta o svolgere un'attività rilassante come la lettura o la meditazione. Verso le 4 del pomeriggio, dovremmo sentire un'altra piccola fitta di fame, che ci dice che potrebbe essere il momento giusto per uno spuntino leggero, come una razione di frutta secca o frutta fresca. L'importante è scegliere alimenti nutrienti che ci aiutino a mantenere stabili i nostri livelli di energia e a saziare la fame fino al prossimo pasto.

Continuiamo la nostra giornata con le attività pomeridiane, cercando di mantenere uno stile di vita sano e attivo: è importante evitare il consumo eccessivo di caffeina e altre bevande stimolanti durante il pomeriggio per garantire una buona qualità del sonno durante la notte.

Siamo arrivati al tramonto, intorno alle 20:00, e abbiamo chiuso la finestra di alimentazione. Prepariamo un pasto leggero e facile da digerire, come una zuppa di verdure o un piatto di pesce al vapore con contorno di verdure. È preferibile evitare cibi pesanti o grassi, che potrebbero disturbare il sonno o rallentare la digestione.

Dopo l'ultimo pasto della giornata, ci diamo il tempo di rilassarci e prepararci per andare a letto: è importante cercare di sdraiarsi presto per garantire un sonno di qualità e consentire al corpo di recuperare correttamente durante la notte.

In conclusione, questo è solo un esempio generale del corso di una giornata tipica seguendo il metodo 16:8. Tuttavia, vorremmo ricordarti ancora una volta che è importante adattare questo piano alle tue esigenze individuali e ascoltare il tuo corpo per garantire un'applicazione sicura ed efficace del digiuno intermittente.

Inoltre, vorrei raccontarvi la storia di Sara, una donna di 35 anni con una carriera frenetica e una vita familiare altrettanto intensa, che ho incontrato durante una festa a casa di un amico comune. A un certo punto, la conversazione si è spostata rapidamente sul tema della salute e del benessere, e Sara ha condiviso con me la sua esperienza con il digiuno intermittente, in particolare con il metodo 16:8. Sara mi disse che aveva iniziato a praticare il digiuno intermittente circa sei mesi prima del nostro incontro perché, come molte persone, era stata attratta dalla relativa semplicità e flessibilità del metodo. Con il suo stile di vita frenetico, voleva un metodo di digiuno che non richiedesse troppa pianificazione o restrizioni dietetiche troppo rigide.

Il suo programma di digiuno di solito iniziava intorno alle 20, dopo aver cenato con la sua famiglia. Da quel momento in poi, digiunava fino a mezzogiorno del giorno successivo, quando aveva il suo primo pasto della giornata. Durante le otto ore di alimentazione, Sara si è concentrata su pasti nutrienti ed equilibrati, cercando di includere una varietà di alimenti sani come proteine magre, verdure, frutta e cereali integrali.

Mentre mi raccontava la sua esperienza, Sara sembrava sinceramente entusiasta dei cambiamenti positivi che aveva notato nella sua salute e nel suo benessere generale, e una delle prime cose che ha notato è stato un significativo miglioramento dei suoi livelli di energia nel corso della giornata. Prima di iniziare il digiuno intermittente, si sentiva spesso stanca e affaticata già nel primo pomeriggio, ma col passare del tempo, questa sensazione di pigrizia scompariva e gradualmente si sentiva sempre più energica, pronta a mordere la polvere del giorno.

Sara mi ha anche detto che ha perso peso gradualmente ma costantemente da quando ha iniziato a seguire il metodo 16:8. Anche se non era stata la sua motivazione principale, la perdita di peso era stata una piacevole sorpresa. Anche se non era stata la sua motivazione principale per adottarlo, la perdita di peso era stata una piacevole sorpresa. Mi ha spiegato che non sentivo di dover rinunciare ai suoi cibi preferiti o contare rigorosamente le calorie, ma che il digiuno intermittente sembrava averla aiutata a ridurre la quantità totale di cibo consumato durante il giorno. Oltre ai benefici fisici, Sara ha anche sottolineato gli effetti positivi che il digiuno intermittente ha avuto sulla sua salute mentale e sul suo umore: si sentiva più concentrata e lucida durante il giorno e aveva notato una diminuzione della fame emotiva e degli attacchi improvvisi che aveva spesso sperimentato in passato.

Tuttavia, Sara non ha nascosto che il digiuno intermittente non era sempre facile. Infatti, nei primi giorni, ha avuto qualche difficoltà ad abituarsi al nuovo schema alimentare e di tanto in tanto ha avuto fame durante il periodo di digiuno. Ma col tempo, il suo corpo si è adattato al nuovo regime e i crampi della fame sono diventati meno intensi.

Nel complesso, l'esperienza di Sara con il metodo 16:8 è stata estremamente positiva perché ha trovato un modo sostenibile e adattato al suo stile di vita per migliorare quegli aspetti della sua vita che le davano un senso di insoddisfazione. La sua testimonianza rappresenta fedelmente l'idea che il digiuno intermittente, se praticato in modo sicuro e sotto la supervisione di un professionista qualificato, offre una soluzione efficace per molte persone che cercano di migliorare il proprio benessere.

In particolare, questo piano è il più consigliato perché offre flessibilità e può adattarsi a diversi stili di vita e preferenze individuali. In generale, è adatto a coloro che godono di buona salute generale e non soffrono di particolari malattie che possono aggravarsi con il digiuno. Molte persone lo trovano relativamente facile da seguire, poiché non richiede restrizioni dietetiche estreme o un rigoroso conteggio delle calorie, rendendolo particolarmente adatto a coloro che hanno difficoltà a seguire diete più restrittive. Ma è consigliabile anche per coloro che cercano una modalità di digiuno che non richieda giorni di digiuno consecutivi né una restrizione calorica estrema: con la finestra di alimentazione di 8 ore e il periodo di digiuno di 16 ore, Questo metodo offre una flessibilità che può essere adatta anche a persone con grandi impegni lavorativi e familiari.

Tuttavia, **ricordiamo le categorie che non sono raccomandate**:

- Persone con problemi di salute mentale, disturbi alimentari, problemi gastrointestinali.
- Donne in gravidanza o in allattamento: è importante fornire all'organismo una nutrizione adeguata per favorire la crescita e lo sviluppo del bambino. Il digiuno intermittente potrebbe non essere appropriato in queste fasi della vita e dovrebbe essere evitato senza un'adeguata consulenza medica.
- Le persone con esigenze caloriche particolarmente elevate a causa dell'attività fisica intensa o di altri fattori dovrebbero considerare attentamente se il digiuno intermittente può soddisfare le loro esigenze nutrizionali senza compromettere la loro salute o le loro prestazioni.

Inoltre, è importante notare che il digiuno intermittente non è una soluzione miracolosa per la perdita di peso o la salute generale e che i risultati possono variare da persona a persona. Prima di iniziare qualsiasi regime di digiuno intermittente, è sempre consigliabile consultare un professionista qualificato per valutare se è adatto alle proprie esigenze individuali e al proprio stato di salute.

Il metodo 5:2

Il metodo 5:2 è un altro approccio interessante al digiuno intermittente, caratterizzato dalla sua frequenza non giornaliera. Questo metodo è diventato popolare negli ultimi anni grazie alla sua relativa semplicità e alla sua modalità alternativa, un alleato utile per mantenere il peso sotto controllo e garantire il benessere mentale e fisico.

Cos'è il metodo 5:2?

Il metodo 5:2 consiste in cinque giorni di alimentazione "normale" e due giorni di restrizione calorica, in cui l'apporto calorico è ridotto a un quarto-un quinto del fabbisogno calorico giornaliero. Durante i giorni di restrizione, spesso chiamati "giorni di digiuno", si consiglia di consumare tra 500 e 600 calorie alle donne e tra 600 e 700 calorie agli uomini.

Come funziona ?

I giorni di restrizione calorica nel metodo 5:2 possono essere distribuiti durante la settimana in modi diversi a seconda delle preferenze individuali. Alcune persone scelgono di digiunare per due giorni consecutivi, mentre altre preferiscono separare i giorni di digiuno per evitare una restrizione prolungata.

Durante i giorni di digiuno, è importante concentrarsi sul consumo di alimenti ricchi di nutrienti, per garantire che l'organismo riceva i nutrienti essenziali nonostante l'apporto calorico ridotto, tra cui: alimenti ricchi di proteine magre, fibre, vitamine e minerali, come verdure a foglia verde, proteine animali magre e alimenti integrali.

Vantaggi del metodo 5:2

Il metodo 5:2 offre una serie di benefici per la salute, simili ad altri approcci al digiuno intermittente. Uno dei principali vantaggi, come sempre, è la perdita di peso, che può essere ottenuta grazie al deficit calorico creato durante i giorni di digiuno. Tuttavia, è importante notare che la perdita di peso dipende anche dalla qualità e dalla quantità di cibo consumato durante i giorni di pasto normale.

Applicazione pratica del metodo 5:2

L'applicazione del metodo 5:2 richiede una certa pianificazione e disciplina per garantire che i giorni di digiuno siano gestiti in modo sano ed efficace. È importante idratarsi correttamente durante i giorni di digiuno bevendo molta acqua, tè senza zucchero o altre bevande ipocaloriche. Durante i giorni di restrizione calorica, è anche consigliabile dividere l'apporto calorico in piccoli pasti o spuntini distribuiti durante la giornata per evitare la fame e mantenere livelli di energia adeguati.

Considerazioni importanti

Prima di adottare il metodo 5:2 o qualsiasi altro regime di digiuno intermittente, informati sempre correttamente e ricorda che questo metodo, come qualsiasi altro, potrebbe non essere adatto a te. Sconsiglialo se soffri di disturbi alimentari, sei incinta o stai allattando, o se il medico ti sconsiglia di farlo.

Conclusione ed esempio

Il metodo 5:2 offre un approccio alternativo al digiuno intermittente, poiché la sua struttura divisa in giorni lo rende particolarmente adatto a coloro che desiderano un po' più di flessibilità nella gestione del loro programma di digiuno. Tuttavia, è importante valutare attentamente le considerazioni e le controindicazioni proposte in questo volume per qualsiasi approccio.

Immaginiamo una giornata tipica applicando il piano di digiuno 5:2. Supponiamo ad esempio che i giorni di digiuno siano il lunedì e il giovedì, mentre gli altri giorni della settimana sono dedicati al cibo normalmente.

Inizia la giornata il lunedì svegliandoti tranquillamente intorno alle 7 del mattino. Come è un giorno di digiuno, si può scegliere di iniziare la giornata con una tazza di tè verde o caffè solo senza zucchero, che può aiutare ad aumentare il livello di concentrazione e dare un po' di energia per iniziare la giornata. È importante idratarsi bene, quindi assicurati di bere molta acqua al mattino per rimanere idratato.

Verso mezzogiorno, potresti sentire un po' di fame, ma questo è perfettamente normale durante il digiuno. Per alleviare la fame, puoi bere un bicchiere d'acqua o una tazza di tè senza zucchero. Se senti fame, puoi anche prendere una piccola porzione di noci, come mandorle o anacardi, per alleviare un po' la sensazione di sazietà senza compromettere il digiuno.

Durante il pomeriggio, potresti essere impegnato con il lavoro o con varie attività quotidiane: è importante mantenere la mente occupata per evitare di concentrarsi troppo sulla fame. Assicurati di continuare a bere molta acqua e altre bevande ipocaloriche per rimanere idratato.

Verso sera, potresti sentire un po' più di fame, ma è importante resistere alla tentazione di mangiare troppo. Puoi preparare una piccola porzione di proteine magre, come pollo o pesce, accompagnata da verdure a basso contenuto calorico per nutrire un po' il tuo corpo senza compromettere il tuo digiuno

Dopo una notte tranquilla, sdraiati verso le 22:00, pronto ad affrontare il prossimo giorno di digiuno.

Passiamo ora al giovedì, il secondo giorno di digiuno della settimana. Anche in questo giorno, inizia la giornata con una tazza di tè o caffè senza zucchero per darti una spinta di energia. Al mattino potresti sentire di nuovo un po' di fame, ma ricorda di idratarti e distrarti con attività che ti tengono occupato.

Per mangiare, optare per una piccola porzione di verdure a foglia verde o un leggero brodo vegetale, che vi aiuterà a sentirsi sazi senza compromettere il vostro digiuno.

Nel pomeriggio, continua a mantenere la mente e il corpo attivi con attività a bassa intensità e, se necessario, fai pause per bere acqua e altre bevande ipocaloriche.

Verso sera, puoi pensare a una zuppa di verdure o un'insalata leggera con verdure varie e una fonte di proteine magre, ancora una volta per avere un pasto nutriente senza compromettere il digiuno. Infine, termina la giornata di giovedì con una notte tranquilla e sdraiati presto per riposare bene e prepararti per i giorni di pasti normali che verranno dopo.

In questo modo, seguendo il piano di digiuno 5:2, puoi integrare i giorni di "digiuno" con giorni di alimentazione normale per controllare il tuo peso e migliorare il tuo benessere generale, tutto al tuo ritmo. Ricorda sempre di ascoltare il tuo corpo e consultare un professionista qualificato prima di iniziare qualsiasi regime dietetico.

Qui vi parlerò di Lisa, una donna di 45 anni che ha iniziato a seguire il piano di digiuno 5:2 dopo aver letto numerosi articoli sui potenziali benefici del digiuno intermittente. Lisa, madre di due figli e impiegata a tempo pieno, aveva sempre avuto difficoltà a trovare il tempo per seguire diete restrittive o programmi intensivi di esercizio, e il piano 5:2 sembrava offrire la flessibilità di cui aveva bisogno per integrare il digiuno nella sua vita quotidiana. Lisa ha iniziato il suo viaggio circa un anno fa, e la sua testimonianza è un esempio di successo e positività. Come lei stessa racconta, non è sempre stata in grado di sopportare facilmente i giorni di digiuno, ma è stata solo una questione di tempo perché ha imparato a gestirli nel tempo.

I suoi giorni di digiuno erano di solito il martedì e il venerdì, poiché erano giorni in cui la sua routine lavorativa era meno intensa e aveva più tempo per controllare la sua dieta. Lisa dice che iniziava i giorni di digiuno con una colazione leggera, spesso tè verde o caffè senza zucchero, per iniziare la giornata con energia. Durante i pasti, si concentrava su alimenti ricchi di nutrienti, come frutta, verdura e proteine magre, soprattutto pesce, cercando di non superare il limite calorico raccomandato.

Uno dei principali vantaggi che Lisa ha trovato nel digiuno 5:2 è stato che poteva decidere quando applicare i giorni di regime più rigoroso. Durante i normali giorni di alimentazione, poteva godersi i pasti con la sua famiglia senza doversi preoccupare di restrizioni caloriche o cibi "proibiti", e questo equilibrio tra i giorni di digiuno e quelli di alimentazione normale gli permetteva di mantenere uno stile di vita attivo senza dover rinunciare ai piaceri occasionali della buona tavola.

Lisa ha notato una serie di cambiamenti positivi nel suo corpo, soprattutto, si sentiva meno pesante e con più energia, specialmente nei giorni di digiuno. Inoltre, ha perso peso gradualmente ma costantemente nel tempo ed è stata felice che i vestiti le fossero più larghi e che si sentisse più sicura di sé. Oltre ai benefici fisici, Lisa ha anche sottolineato il miglioramento del suo benessere mentale, poiché era meno stressata e meno incline agli attacchi nervosi di cui era spesso vittima in precedenza.

In conclusione, l'esperienza di Lisa con il digiuno 5:2 ha avuto un impatto significativo sulla sua vita e ha trovato una modalità di digiuno che si adatta al suo stile di vita e allo stesso tempo consente di migliorare la sua salute generale senza sacrificare troppo tempo per gli snack.

Ma parleremo anche del caso di Marco, che non ha ancora iniziato un regime di digiuno, ma che vorrebbe praticare il digiuno 5:2 per perdere peso, poiché è sempre stato un ragazzo molto attivo ma, sfortunatamente, dopo un brutto infortunio alla gamba, è rimasto immobile per due mesi e ha messo su peso. Marco è consapevole dei potenziali benefici del digiuno intermittente, ma non avendolo mai praticato, teme di non essere in grado di tollerare la fame. Pertanto, vuol seguire un piano alimentare che gli permetta di gestire efficacemente istuoi giorni di digiuno e la sua normale alimentazione. Quindi, decide di pianificare i suoi giorni di digiuno il mercoledì e il venerdì, perché sono giorni in cui hai più tempo libero e può gestire meglio la sua routine.

Durante i giorni di digiuno, Marco si impegna a consumare solo circa 600 calorie al giorno. Accompagniamo il nostro amico durante la sua giornata.

La giornata di digiuno di Marco inizia con un buon caffè amaro verso le 8 del mattino, infatti senza di lui non sarebbe in grado di svegliarsi e non saprei mai dire di no a una buona tazza di caffè, l'essenziale per iniziare la giornata nel miglior modo possibile.

A metà mattina, Marco consuma una piccola porzione di frutta fresca, come una mela o una pera, per apportare al suo organismo una dose di energia e nutrienti senza superare il limite di calorie. È importante concentrarsi su alimenti ricchi di fibre e vitamine che ti aiutano a sentirti sazio e soddisfatto durante la giornata di digiuno.

Per mangiare, Marco opta per una zuppa di piselli ipocalorici, accompagnata da un petto di pollo alla griglia: un pasto leggero che gli apporta la giusta combinazione di fibre, proteine e vitamine per mantenere stabili i suoi livelli di energia.

Nel pomeriggio, Marco può scegliere uno spuntino leggero, come una manciata di mandorle, che lo sazia e gli dà energia.

Per cena, Marco prepara un pasto leggero ed equilibrato, come un filetto di pesce al vapore con verdure a foglia verde, ad esempio spinaci. Il pasto finale ti fornisce una combinazione di proteine magre e fibre che ti mantengono soddisfatto e sazio senza superare il limite calorico giornaliero.

Durante i giorni di pasti normali, Marco si sforza di seguire una dieta sana ed equilibrata, incentrata su alimenti integrali, proteine magre, frutta e verdura, optando per pasti equilibrati e nutrienti che soddisfino le tue esigenze nutrizionali e ti aiutino a mantenere il peso in forma a lungo termine.

Pertanto, il piano alimentare di digiuno 5:2 di Marco è progettato per aiutarti a gestire le tue giornate di digiuno e alimentazione normale in modo efficace e sano, con l'obiettivo di recuperare il tuo peso target. Concentrandosi su alimenti ricchi di nutrienti e mantenendo un corretto equilibrio calorico, Marco può sfruttare i benefici del digiuno intermittente per raggiungere i suoi obiettivi in modo sostenibile.

Il metodo Eat-Stop-Eat

Il metodo Eat-Stop-Eat è un metodo creato da Brad Pilon nel suo libro "Eat Stop Eat". Questo metodo si concentra sull'alternare periodi di digiuno completo con giorni di alimentazione normale: l'idea generale è di digiunare per un periodo di 24 ore una o due volte alla settimana, smettendo completamente di mangiare durante questo periodo.

Questo approccio al digiuno intermittente si distingue per la sua semplicità, ma anche per la sua rigidità. Non richiede l'adozione di regimi dietetici complicati o il conteggio delle calorie durante i giorni di pasto normale. Si concentra invece su brevi ma intensi periodi di digiuno, durante i quali si beve solo acqua, tè o caffè senza zucchero per un periodo di 24 ore e che possono iniziare in momenti diversi, a seconda delle preferenze personali. Alcune persone scelgono di iniziare il periodo di digiuno dopo cena, digiunando durante la notte e fino alla cena del giorno successivo. Altre persone preferiscono iniziare il periodo di digiuno al mattino, saltando la colazione e digiunando fino alla colazione del giorno successivo: di nuovo, la scelta del momento dipende dalle preferenze personali e dalla facilità di integrare il digiuno nella routine quotidiana.

Uno degli aspetti chiave del metodo Eat-Stop-Eat è che non ci sono regole rigide su quali giorni della settimana dovrebbero essere dedicati al digiuno, né su quante volte alla settimana è necessario digiunare. Ciò consente alle persone di adattare il metodo al proprio stile di vita e alle proprie esigenze individuali. Ad esempio, alcune persone possono scegliere di digiunare una volta alla settimana, mentre altre possono preferire farlo due volte.

Salutiamo un nuovo amico, ti presento Luca! Luca è un impiegato bancario che ha deciso di adottare il piano di digiuno Eat-Stop-Eat perché è stato consigliato da un amico ed è curioso di provarlo. Ha deciso di dedicare il giovedì al digiuno, perché è un giorno in cui ha meno impegni lavorativi e può gestire meglio il suo tempo senza troppe distrazioni. Il giorno di digiuno di Luca inizia la sera prima, il mercoledì. Dopo una cena leggera ma nutriente, Luca decide di terminare la sua assunzione di cibo verso le 20. Questo ti permette di goderti un pasto soddisfacente e sentirti pieno e pronto per iniziare il tuo periodo di digiuno.

Dopo cena, Luca beve molta acqua per mantenere il corpo idratato e alleviare la sensazione di fame. Opta anche per un tè senza zucchero, che gli dà energia e lo mette di buon umore.

La mattina dopo, Luca si sveglia e decide di fare una lenta passeggiata per godersi l'aria fresca e mantenere la mente occupata, per distogliere la sua attenzione dalla fame e concentrarsi su altre attività, riducendo così il rischio di pensare costantemente al cibo.

Durante la sua giornata di digiuno, si concentra sul suo lavoro, legge un libro che gli piace e dedica tempo alla meditazione per rilassarsi e ridurre lo stress, dedicando il suo tempo in modo costruttivo e superando la sua giornata di digiuno più facilmente.

Quando arriva il momento di rompere il digiuno, verso le 20, Luca sceglie un pasto leggero per iniziare a mangiare di nuovo. Scegli una buona insalata e una piccola porzione di tacchino alla griglia, assumendo tutti i nutrienti necessari. Dopo aver interrotto il digiuno, Luca si impegna a seguire una dieta sana ed equilibrata per il resto della settimana, facendo attenzione a non compensare eccessivamente la sua giornata di digiuno con un'assunzione eccessiva, poiché si sforza di essere consapevole delle sue abitudini alimentari.

Capitolo 5. Benefici del digiuno e impatto sul metabolismo

Di seguito ti proponiamo uno schema a cui puoi accedere, in modo rapido e conciso, per vedere tutti i vari benefici del digiuno di cui abbiamo parlato prima. Ancora una volta, sappiamo che abbiamo già parlato di queste cose, ma come abbiamo già detto, è sempre una buona idea "masticare" più volte concetti che potrebbero rivelarsi indigesti per coloro che iniziano il digiuno e hanno bisogno di informazioni chiare e facilmente accessibili. Inoltre, in alcuni casi proporremo anche studi approfonditi.

Perdita di peso e riduzione del grasso corporeo

Uno dei motivi principali per cui le persone ricorrono al digiuno intermittente. Numerosi studi hanno dimostrato che il digiuno intermittente può aiutare a ridurre il grasso corporeo e favorire la perdita di peso, sia riducendo l'apporto calorico globale che attraverso specifici meccanismi metabolici.

Ad esempio, uno studio pubblicato sul Journal of Translational Medicine ha scoperto che il digiuno intermittente può essere altrettanto efficace, se non di più, di altre diete tradizionali per promuovere la perdita di peso. Gli autori dello studio hanno sottolineato che il digiuno intermittente può aiutare a ridurre il grasso corporeo senza compromettere la massa muscolare, rendendolo un'opzione attraente per coloro che cercano di perdere peso in modo sano e sostenibile.

Migliora la sensibilità all'insulina e il controllo del glucosio

Uno dei principali modi in cui il digiuno intermittente influenza il metabolismo è riducendo i livelli di insulina nel sangue. L'insulina è un ormone prodotto dal pancreas, un organo situato nell'addome, che svolge un ruolo chiave nella regolazione dei livelli di zucchero nel sangue e nel metabolismo energetico dell'organismo. Viene spesso considerata la "chiave" che consente al glucosio, il principale tipo di zucchero nel sangue, di entrare nelle cellule del corpo e utilizzarlo come fonte di energia.

Per comprendere l'importanza dell'insulina, è utile immaginare il corpo umano come una macchina che ha bisogno di carburante per funzionare correttamente. Questo "carburante" è il glucosio, che proviene dagli alimenti che ingeriamo. Quando mangiamo, il nostro sistema digestivo scompone i carboidrati nel cibo in glucosio, che viene poi assorbito nel flusso sanguigno e trasportato alle cellule del corpo attraverso di esso.

Una volta che il glucosio è nel sangue, è l'insulina che entra in azione. L'insulina agisce come un segnale per le cellule del corpo, indicando loro di aprire le porte e consentire l'ingresso di glucosio. Ciò è essenziale perché il glucosio non può essere utilizzato direttamente dalle cellule senza l'azione dell'insulina. Una volta all'interno delle cellule, il glucosio viene convertito in energia attraverso un processo chiamato glicolisi, che fornisce il carburante necessario per tutte le funzioni vitali dell'organismo, come la respirazione, la circolazione e la contrazione muscolare.

Ma l'insulina non interviene solo nel trasporto del glucosio alle cellule. Svolge anche un ruolo importante nella regolazione del metabolismo dei grassi e delle proteine. Quando i livelli di zucchero nel sangue aumentano, ad esempio dopo un pasto ricco di carboidrati, il pancreas rilascia insulina per abbassare i livelli di zucchero nel sangue, favorendo l'assorbimento di glucosio nelle cellule e la loro conversione in energia. Allo stesso tempo, l'insulina inibisce la produzione di glucosio da parte del fegato e favorisce l'accumulo di grasso nelle cellule adipose.

L'importanza dell'insulina sta quindi nella sua capacità di regolare i livelli di zucchero nel sangue e mantenere un equilibrio energetico nell'organismo. Senza insulina, il glucosio non può entrare nelle cellule e rimane nel sangue, causando un aumento dei livelli di zucchero nel sangue, noto come iperglicemia. A lungo termine, l'iperglicemia può danneggiare i vasi sanguigni, i nervi e gli organi vitali e portare a gravi complicazioni come il diabete di tipo 2.

In breve, l'insulina è un ormone chiave per il metabolismo dell'organismo, poiché regola i livelli di zucchero nel sangue e il suo utilizzo come fonte di energia. Senza insulina, il corpo non sarebbe in grado di metabolizzare correttamente il glucosio, causando problemi di salute come il diabete e altre malattie metaboliche. Pertanto, è essenziale mantenere un sano equilibrio di insulina nell'organismo per garantire il corretto funzionamento del metabolismo e della salute generale. Durante il digiuno, il corpo passa da uno stato di assorbimento e conservazione del cibo a uno stato di utilizzo delle riserve di energia. Ciò provoca una diminuzione dei livelli di glucosio nel sangue e, di conseguenza, una diminuzione dei livelli di insulina.

Numerosi studi hanno dimostrato che il digiuno intermittente può aiutare a migliorare la sensibilità all'insulina, il che significa che le cellule dell'organismo rispondono meglio all'insulina prodotta dal pancreas. Una revisione sistematica e una meta-analisi pubblicate in Obesity Reviews, hanno dimostrato che il digiuno intermittente può portare ad una significativa riduzione dei livelli di insulina a digiuno e ad un aumento della sensibilità ad esso, riducendo così il rischio di sviluppare resistenza all'insulina e diabete di tipo 2.

Il digiuno intermittente influenza la sensibilità all'insulina e il controllo della glicemia. Una revisione sistematica e una meta-analisi pubblicate nel British Journal of Nutrition hanno concluso che il digiuno intermittente può aiutare a migliorare la sensibilità all'insulina, riducendo il rischio di sviluppare la resistenza all'insulina e il diabete di tipo 2.

Inoltre, diversi studi hanno dimostrato che il digiuno intermittente può aiutare a stabilizzare i livelli di zucchero nel sangue, riducendo le fluttuazioni glicemiche e migliorando il controllo del glucosio. Questo è particolarmente importante per le persone diabetiche o a rischio di soffrire di questa malattia.

Riduzione dell'infiammazione e miglioramento della salute cardiovascolare

Alcune ricerche suggeriscono che il digiuno intermittente può aiutare a ridurre l'infiammazione dell'organismo, un noto fattore di rischio per molte malattie croniche, tra cui le malattie cardiache. Uno studio pubblicato su Cell Metabolism suggerisce che il digiuno intermittente può attivare meccanismi cellulari che riducono l'infiammazione, proteggono il cuore e i vasi sanguigni.

Inoltre, il digiuno intermittente può anche influenzare positivamente i livelli di lipidi nel sangue, riducendo i livelli di colesterolo LDL ("cattivo") e aumentando quelli di colesterolo HDL ("buono"), che riduce il rischio di malattie cardiovascolari e migliora la salute cardiaca a lungo termine.

Benefici cognitivi e protezione dei sistemi nervosi

Alcune prove suggeriscono che il digiuno intermittente può beneficiare delle capacità cognitive e proteggere il cervello dall'invecchiamento e dalle malattie neurodegenerative. Uno studio sugli animali pubblicato su Neuroscience ha dimostrato che il digiuno intermittente può aumentare la produzione di fattori neuroprotettivi nel cervello, migliorando la plasticità neuronale e la resistenza allo stress ossidativo.

Inoltre, studi sull'uomo hanno suggerito che il digiuno intermittente può migliorare la funzione cognitiva, compresa la memoria, l'attenzione e la concentrazione. Sebbene siano necessarie ulteriori ricerche per confermare questi risultati, le prove attuali suggeriscono che il digiuno intermittente può avere importanti benefici per la salute cerebrale.

Attivazione del metabolismo e riduzione dei grassi

Durante il digiuno, il corpo passa gradualmente dall'utilizzare il glucosio come principale fonte di energia all'utilizzare il grasso. Il glucosio è una delle principali fonti di energia del nostro corpo e ne abbiamo già parlato in precedenza. Tuttavia, quando mangiamo pochi carboidrati o digiuniamo per un periodo prolungato, i livelli di glucosio nel sangue diminuiscono. In risposta a questo, il corpo inizia a bruciare i grassi per produrre chetoni, che possono essere utilizzati come fonte alternativa di energia per le cellule. Si tratta del processo di chetosi, in cui il fegato produce chetoni che vengono utilizzati come carburante alternativo per il cervello e altri tessuti.

La chetosi è uno stato metabolico in cui il corpo produce e utilizza i chetoni come principale fonte di energia. Il digiuno intermittente può aumentare la produzione di chetoni nell'organismo, favorendo così il metabolismo dei grassi. I chetoni, chiamati anche corpi chetonici, sono sostanze chimiche prodotte dall'organismo in determinate condizioni metaboliche, soprattutto quando i livelli di zucchero nel sangue sono bassi e il corpo ha bisogno di un'altra fonte di energia. Sono il risultato del metabolismo dei grassi, che si verifica quando si esauriscono le riserve di zucchero (glucosio), come avviene durante il digiuno prolungato, il digiuno intermittente o durante periodi di assunzione ridotta di carboidrati.

Quando il corpo ha bisogno di energia e non ha abbastanza glucosio, come durante il digiuno o durante una dieta chetogenica a basso contenuto di carboidrati, inizia a utilizzare i grassi come fonte alternativa di energia. In questo processo interviene il fegato, che converte gli acidi grassi in chetoni mediante un processo chiamato chetogenesi.

I chetoni vengono quindi rilasciati nel flusso sanguigno e trasportati in vari tessuti e organi del corpo, dove vengono utilizzati come fonte di energia alternativa al glucosio. In particolare, il cervello e il cuore possono utilizzare i chetoni come combustibile energetico quando i livelli di zucchero nel sangue sono bassi. L'importanza dei chetoni sta nella loro capacità di fornire energia all'organismo durante periodi di basso apporto di carboidrati o durante il digiuno. Questo è particolarmente rilevante per il cervello, poiché durante il digiuno o in assenza di carboidrati, il cervello ha bisogno di una fonte di energia alternativa al glucosio per funzionare correttamente. I chetoni sono in grado di attraversare la barriera ematoencefalica e fornire energia al cervello, garantendo che continui a funzionare anche quando i livelli di zucchero nel sangue sono bassi.

Inoltre, i chetoni possono svolgere un ruolo importante nella regolazione del metabolismo energetico e della composizione corporea. Durante una dieta chetogenica o a digiuno, i chetoni possono contribuire a ridurre l'appetito e promuovere la perdita di peso, in quanto possono aiutare a sopprimere la fame e promuovere la sensazione di sazietà.

Tuttavia, è importante notare che i chetoni possono accumularsi nel sangue se prodotti in eccesso, portando a uno stato chiamato chetosi patologica. Ciò può verificarsi, ad esempio, nelle persone con diabete incontrollato o durante un digiuno prolungato. In questi casi, livelli troppo elevati di chetoni nel sangue possono portare a complicazioni come l'acidosi chetonica, una condizione potenzialmente pericolosa che può causare sintomi come nausea, vomito, confusione e persino coma.

In conclusione, i chetoni sono sostanze prodotte dal nostro organismo durante periodi di basso apporto di carboidrati o durante il digiuno, e vengono utilizzati come fonte alternativa di energia quando i livelli di zucchero nel sangue sono bassi. Sono importanti per fornire energia al cervello e ad altri tessuti durante i periodi di digiuno o in assenza di carboidrati, ma è importante mantenere un equilibrio per evitare complicazioni legate a livelli troppo alti di chetoni nel sangue.

Questo stato di chetosi si verifica quando i livelli di glucosio nel sangue sono bassi e il corpo inizia a bruciare i grassi per produrre chetoni, che sono molecole di energia alternative ai carboidrati. Vediamo ora perché è importante e come funziona.

Per comprenderne l'importanza, è importante sapere cosa succede normalmente quando mangiamo. Quando mangiamo cibi che contengono carboidrati, come pane, pasta o zucchero, il nostro organismo li scompone in glucosio, che viene assorbito dal flusso sanguigno. Il glucosio è la fonte di energia preferita dal nostro organismo e viene utilizzato immediatamente dalle cellule per svolgere le loro funzioni vitali.

La chetosi è importante perché permette all'organismo di utilizzare efficacemente i grassi come fonte di energia, quando i livelli di zucchero nel sangue sono bassi. Questo è particolarmente utile durante il digiuno o quando si seguono diete a basso contenuto di carboidrati, come la dieta chetogenica. Durante la chetosi, il corpo è in grado di bruciare il grasso in eccesso, con conseguente perdita di peso e riduzione del grasso corporeo.

Inoltre, la chetosi può avere altri benefici per la salute. Alcuni studi suggeriscono che può migliorare la sensibilità all'insulina e abbassare i livelli di zucchero nel sangue, che può essere utile per le persone con diabete di tipo 2. Può anche avere effetti positivi sulla salute cerebrale, poiché i chetoni possono attraversare la barriera ematoencefalica e fornire una fonte di energia alternativa alle cellule cerebrali.

Tuttavia, è importante notare che la chetosi non è sempre indicativa di buona salute. Può anche verificarsi in condizioni patologiche come il diabete incontrollato o in situazioni di fame estrema. In queste circostanze, può essere associato a problemi come la chetoacidosi, una complicanza potenzialmente pericolosa che può verificarsi quando i livelli di chetoni nel sangue aumentano troppo.

In conclusione, la chetosi è uno stato metabolico in cui il corpo produce e utilizza i chetoni come fonte di energia. È importante perché consente al corpo di bruciare i grassi per produrre energia quando i livelli di zucchero nel sangue sono bassi. Tuttavia, è importante monitorare attentamente i livelli di chetosi e assicurarsi di seguire una dieta equilibrata che si adatti alle esigenze individuali.

Uno studio pubblicato su Cell Metabolism ha dimostrato che il digiuno intermittente può attivare la via del metabolismo dei grassi, aumentando la loro ossidazione e favorendo la perdita di grasso corporeo. Gli autori dello studio hanno osservato che il digiuno intermittente può portare ad una maggiore mobilizzazione del grasso dalle riserve di grasso e ad una maggiore capacità dell'organismo di utilizzare il grasso come fonte di energia.

Aumento della produzione di ormoni metabolici

Il digiuno intermittente può anche influenzare la produzione di ormoni metabolici che regolano il metabolismo energetico e la composizione corporea. Ad esempio, il digiuno intermittente può aumentare la produzione di ormone della crescita (GH) e di norepinefrina, che possono contribuire alla mobilizzazione del grasso e al mantenimento della massa muscolare durante il digiuno.

Gli ormoni della crescita, conosciuti anche come GH (dall'inglese Growth Hormone), sono sostanze chimiche prodotte dall'ipofisi, una piccola ghiandola situata alla base del cervello. Questi ormoni svolgono un ruolo fondamentale nella regolazione della crescita, dello sviluppo e del metabolismo dell'organismo. Sono chiamati "ormoni della crescita" perché svolgono un ruolo fondamentale nella promozione della crescita durante l'infanzia e l'adolescenza, ma rimangono importanti in età adulta per vari processi dell'organismo.

Una delle principali funzioni degli ormoni della crescita è stimolare la crescita delle cellule, dei tessuti e degli organi del corpo. Durante l'infanzia e l'adolescenza, il GH è responsabile della crescita in altezza, promuovendo la divisione e la moltiplicazione delle cellule ossee e dei tessuti molli. Questo è particolarmente evidente durante la pubertà, quando i livelli di GH aumentano, consentendo una rapida crescita e sviluppo fisico.

Oltre alla crescita fisica, il GH influenza altri processi dell'organismo. Ad esempio, svolgono un ruolo chiave nella regolazione del metabolismo energetico, influenzando la quantità di grasso e muscoli del corpo. Il GH promuove la lipolisi, il processo di scomposizione del grasso, e inibisce l'assorbimento di glucosio nelle cellule, promuovendo così l'uso del grasso come fonte di energia. Questo può contribuire alla riduzione del grasso corporeo e al mantenimento della massa muscolare.

Inoltre, il GH è importante per mantenere la salute delle ossa e la rigenerazione dei tessuti. Stimola la produzione di collagene, una proteina importante per la salute delle ossa, della pelle e dei muscoli, e favorisce la rigenerazione e la riparazione dei tessuti danneggiati.

Il GH interviene anche nella regolazione del metabolismo dei carboidrati. Può influenzare la produzione di insulina, l'ormone che regola i livelli di zucchero nel sangue, e può aiutare a regolare i livelli di glucosio nel sangue. Questo è importante, perché può anche essere coinvolto nel metabolismo energetico e nella sensibilità all'insulina nell'organismo.

Infine, il GH ha effetti sul sistema immunitario e sulle funzioni cognitive. Può aumentare la produzione di globuli bianchi, che svolgono un ruolo nella difesa dell'organismo contro le infezioni, e colpire la funzione cerebrale e la memoria.

In breve, il GH svolge un ruolo chiave nella crescita, nello sviluppo e nel metabolismo dell'organismo, influenzando una vasta gamma di processi fisiologici, come la crescita fisica, il metabolismo energetico, la salute delle ossa, la rigenerazione dei tessuti, la regolazione dei livelli di zucchero nel sangue e le funzioni cognitive. La sua importanza è evidente non solo durante l'infanzia e l'adolescenza, ma anche in età adulta per mantenere un metabolismo sano e il benessere generale.

Al contrario, la noradrenalina è un neurotrasmettitore e un ormone che svolge un ruolo cruciale nel corpo umano, influenzando una vasta gamma di funzioni fisiche e psicologiche. Viene prodotta principalmente dalle ghiandole surrenali, piccole ghiandole situate sopra i reni, e anche alcuni neuroni del sistema nervoso simpatico, una parte del sistema nervoso autonomo responsabile della risposta di "lotta o fuga" dal corpo. Una delle funzioni principali della noradrenalina è quella di agire come messaggero chimico nel sistema nervoso, trasmettendo segnali tra i neuroni e regolando l'attività di diverse zone del cervello e del corpo. Svolge un ruolo chiave nella regolazione dell'umore, dell'attenzione, dell'apprendimento, della memoria e del sonno. Ad esempio, livelli adeguati di noradrenalina sono associati a una maggiore vigilanza e concentrazione, mentre bassi livelli possono causare affaticamento, apatia e difficoltà di concentrazione.

Inoltre, la noradrenalina svolge un ruolo importante nella risposta dell'organismo allo stress. In situazioni di stress o pericolo, il sistema nervoso simpatico rilascia noradrenalina nel flusso sanguigno, preparando il corpo a reagire. Ciò può portare ad un aumento della frequenza cardiaca, della pressione sanguigna, alla dilatazione delle vie aeree e al rilascio di energia dalle riserve di grasso e glicogeno, preparando così l'organismo ad affrontare la situazione stressante.

Inoltre, la noradrenalina interviene anche nella regolazione del tono vascolare, influenzando la dilatazione e la costrizione dei vasi sanguigni. Questo può avere un impatto significativo sulla pressione sanguigna e sul flusso sanguigno nel corpo. Un aumento dei livelli di noradrenalina può portare alla costrizione dei vasi sanguigni, aumentando così la pressione sanguigna, mentre una diminuzione può portare alla dilatazione dei vasi sanguigni e ad una diminuzione della pressione sanguigna.

Inoltre, la noradrenalina interviene nella regolazione del metabolismo, influenzando la mobilitazione dei grassi e la produzione di energia. In situazioni di stress o di intensa attività fisica, l'organismo può aumentare la produzione di noradrenalina per favorire la mobilizzazione dei grassi e la produzione di energia, fornendo così all'organismo la forza e la resistenza di cui ha bisogno per affrontare la situazione.

Infine, la noradrenalina interviene anche nella regolazione dell'umore e del benessere emotivo. Bassi livelli di noradrenalina sono stati associati a condizioni come depressione e ansia, mentre livelli elevati possono provocare euforia e un senso di eccitazione. Pertanto, la noradrenalina è considerata un neurotrasmettitore importante nella salute mentale e nel benessere emotivo.

In breve, la noradrenalina è un neurotrasmettitore e un ormone prodotto dalle ghiandole surrenali e da alcuni neuroni del sistema nervoso simpatico, che svolge un ruolo cruciale nella regolazione di una vasta gamma di funzioni fisiche e psicologiche. Colpisce l'umore, l'attenzione, la risposta allo stress, la regolazione del metabolismo e il tono vascolare, quindi svolge un ruolo essenziale nel mantenimento della salute e del benessere generali.

Uno studio pubblicato su Clinical Endocrinology ha scoperto che il digiuno intermittente può aumentare significativamente i livelli di GH nel sangue, che interviene nella regolazione del metabolismo dei grassi e della crescita muscolare. Gli autori dello studio hanno concluso che il digiuno intermittente può favorire la perdita di grasso corporeo e la conservazione della massa muscolare aumentando la produzione di GH.

In conclusione, il digiuno intermittente può influenzare significativamente il metabolismo umano, portando a una serie di adattamenti che favoriscono la riduzione del grasso corporeo, il mantenimento della massa muscolare e il miglioramento della sensibilità all'insulina. I test scientifici supportano l'efficacia del digiuno intermittente nel modulare il metabolismo in modo favorevole, rendendolo una potenziale strategia per migliorare la salute metabolica e promuovere la perdita di peso.

CAPITOLO 6. Preparazione mentale per prepararsi a fronteggiare il senso di fame

Prepararsi mentalmente al digiuno intermittente è una parte essenziale del processo, poiché ovviamente coinvolge non solo il corpo, ma anche la mente. Infatti, il digiuno intermittente richiede una certa disciplina e preparazione mentale per affrontare i cambiamenti nella routine alimentare e nella vita. Ecco dunque alcuni consigli su come prepararsi mentalmente a digiunare in modo efficace.

Prima di tutto, è importante capire i benefici del digiuno intermittente, come abbiamo già suggerito in diverse occasioni. Informarsi sui benefici che il digiuno intermittente può offrire all'organismo e alla salute psicofisica, la nostra e quella delle persone che ci circondano, può motivare e preparare mentalmente una persona a compiere questa pratica. Vedere che i benefici influiscono su processi importanti come la salute metabolica o la produzione ormonale sicuramente predisporrà positivamente a questa pratica; Quindi, ti sentirai molto più motivato e incoraggiato all'idea di prendere una decisione così buona per il tuo corpo e la tua mente.

È inoltre utile fissare obiettivi chiari e realistici. Cerca di capire perché vuoi praticare il digiuno intermittente in questo momento e cosa speri di ottenere, per aumentare la motivazione e mantenere il giusto livello di determinazione durante il processo. Gli obiettivi possono essere, E SONO, personali e variano da persona a persona, ma è importante che siano specifici, che tu possa monitorarli e che siano realistici. Ad esempio, l'obiettivo potrebbe essere quello di perdere peso, ridurre la sensazione di pesantezza o aumentare la chiarezza mentale.

Prendiamo di nuovo un esempio derivato da un'esperienza di vita reale. Permettetemi di presentarvi una nuova persona: Anna, che sta pianificando una nuova vita e vuole unirsi al mondo del digiuno intermittente, come una brava persona preoccupata per la sua salute e sempre attenta al proprio benessere. Per fissare obiettivi chiari e realistici, Anna si siede al tavolo e, penna e carta in mano, inizia a fare una lista, pensando ai diversi aspetti della sua situazione attuale, alle sue abitudini alimentari e ai suoi obiettivi personali.

Prima di tutto, Anna inizia a riflettere sulle ragioni che l'hanno portata a voler praticare il digiuno intermittente. Forse hai letto, per caso, studi che indicano i benefici del digiuno per la salute, o forse hai sentito parlare di persone che sono riuscite a perdere peso con questa pratica. Non ricorda esattamente come è nata questa curiosità, ma sa con certezza che deve concretizzare i suoi pensieri e le sue necessità per capire come affrontare questa pratica. Solo comprendendo le ragioni personali alla base di questo desiderio, Anna potrà definire meglio i suoi obiettivi.

Dopo aver riflettuto attentamente, seguendo un piano oggettivo e realistico, Anna si rende conto che forse vorrebbe perdere peso in un determinato periodo di tempo. Ad esempio, l'ideale per lei sarebbe fissare l'obiettivo di perdere 5 chili nei prossimi tre mesi. Come vedi, questo obiettivo è specifico, misurabile e realistico, ed è importante che lo sia, perché perdere peso in modo sano richiede tempo e impegno e fissare obiettivi irraggiungibili potrebbe portare a frustrazione e scoraggiamento. Oltre al suo obiettivo di perdita di peso, Anna vorrebbe fissare obiettivi per la sua pratica di digiuno, per mettersi un po' alla prova. Ad esempio, l'obiettivo potrebbe essere quello di praticare il digiuno intermittente per almeno 16 ore al giorno, tre volte alla settimana. Ancora una volta, questo obiettivo è specifico e misurabile, perché Anna può monitorare i suoi progressi nell'attuazione del programma di digiuno. Inoltre, è realistico perché ti dà flessibilità nel tuo programma, permettendoti di adattarlo alle tue esigenze e al tuo stile di vita.

Un altro obiettivo potrebbe essere quello di adottare abitudini alimentari più sane durante i periodi di alimentazione. Ad esempio, Anna vorrebbe porsi l'obiettivo di mangiare più cibi ricchi di proteine, fibre e sostanze nutritive durante i suoi periodi di cibo, e limitare il consumo di alimenti ricchi di zucchero e grassi durante i pasti, soprattutto eliminando il più possibile il tuo spuntino preferito: il capriccio dopo cena. Questo obiettivo è specifico e quantificabile e aiuta Anna a concentrarsi su scelte alimentari più sane che supportano i suoi obiettivi di perdita di peso e migliorano la sua determinazione e forza di volontà.

È importante che gli obiettivi di Anna, come i suoi, siano flessibili e adattabili. Non dimenticare che la vita è imprevedibile e che potresti incontrare ostacoli lungo il percorso, come impegni (ad esempio cene con amici o lavoro) o stress sul lavoro, che rendono difficile rispettare l'orario di digiuno. In questi casi, è importante che Anna (e anche tu) sia in grado di regolare i tuoi obiettivi per mantenere il tuo impegno nella pratica del digiuno intermittente senza sentirti frustrata o scoraggiata dai possibili (e probabili) ostacoli della vita quotidiana.

Infine, è utile che Anna (ora prenda Anna come sua controparte) non solo controlli i suoi progressi, ma celebri anche i successi lungo il percorso. Tenere un diario dei pasti o del digiuno, chiamalo come vuoi, può aiutarti a monitorare i tuoi progressi e a identificare le aree in cui puoi migliorare. Inoltre, riconoscere e celebrare i piccoli successi aiuterà Anna a rimanere motivata e impegnata nei suoi obiettivi di digiuno intermittente.

In conclusione, stabilire obiettivi chiari e realistici è essenziale, è la base indispensabile, per avere successo nella pratica del digiuno intermittente. Gli obiettivi devono essere assolutamente specifici, misurabili, realistici e adattabili alle esigenze individuali di ogni persona. Con il giusto impegno, determinazione e flessibilità, Anna, insieme a te, sarà in grado di raggiungere i tuoi obiettivi!

Un'altra strategia utile è quella di pianificare sempre in anticipo. Preparare pasti e spuntini che coincidono con il periodo di digiuno può aiutare a ridurre lo stress e l'ansia associati alla fame ed evitare il rischio di mangiare in modo malsano. Inoltre, può essere utile avere un piano per affrontare situazioni ed eventi che possono creare difficoltà durante il digiuno. Ad esempio, potresti decidere di prendere uno spuntino sano quando vai a una cena o a un evento sociale a cui non puoi dire di no.

La pratica della consapevolezza può anche essere molto utile per prepararsi mentalmente al digiuno. Essere consapevoli dei propri pensieri, emozioni e sensazioni fisiche durante il digiuno può aiutare a sviluppare una maggiore consapevolezza e controllo sulla propria alimentazione. La consapevolezza può anche aiutare a identificare e affrontare eventuali voglie o impulsi emotivi che possono sorgere durante il periodo di digiuno, cercando di rompere con spuntini malsani. Torniamo alla nostra Anna, che ha deciso di praticare la consapevolezza per affrontare il digiuno intermittente in modo più pacifico, aiutandola a sviluppare una maggiore consapevolezza dei suoi pensieri ed emozioni, che gli permette di gestire meglio qualsiasi problema emotivo legato alla fame.

Per cominciare, Anna dedica alcuni minuti al giorno alla pratica della consapevolezza, magari al mattino prima di iniziare il digiuno o durante i periodi di digiuno per mantenere la calma e la chiarezza mentale. Potresti provare a sederti in un posto tranquillo, chiudere gli occhi e concentrarti sul tuo respiro, concentrandoti sul movimento del respiro quando inspiri ed espiri.

Durante la pratica della consapevolezza, Anna poteva concentrarsi completamente sul flusso dei suoi pensieri e delle sue emozioni, senza pensare troppo a loro o reagire. Se c'erano pensieri sul cibo o sulla fame, Anna poteva semplicemente "guardarli" come nuvole passeggere nella sua mente, come onde dalle quali non si lasciava trascinare. Puoi anche prestare attenzione alle sensazioni fisiche, come la fame o la sensazione di vuoto nello stomaco, senza farti distrarre da esse.

Anna potrebbe anche provare a praticarlo durante i pasti, dedicando tempo ad assaporare e apprezzare ogni boccone. Potresti osservare il colore, l'odore e la consistenza del cibo e prestare attenzione a come cambia il tuo corpo mentre mangi. Questo ti permetterebbe di connetterti meglio con il cibo ed essere più consapevole delle tue scelte alimentari durante i periodi in cui non digiuni.

Durante il digiuno, quando si manifestano sensazioni di fame o impulsi derivati dalla fame nervosa, Anna potrebbe mettere in pratica la consapevolezza per accettare queste sensazioni senza reagire impulsivamente ad esse. Dovresti cercare di prestare attenzione alla sensazione di fame nel tuo corpo e notare come cambia nel tempo, senza sentirti obbligata a soddisfare immediatamente il desiderio di mangiare, sviluppando una maggiore pazienza e tolleranza alle sensazioni di fame durante il digiuno.

Inoltre, Anna poteva usare la consapevolezza come una potente arma contro lo stress e l'ansia associati al digiuno intermittente, per calmare la sua mente e il suo corpo nei momenti di tensione o nervosismo e mantenere una prospettiva equilibrata e positiva della sua pratica.

Infine, Anna potrebbe integrare la consapevolezza nella sua routine quotidiana, non solo durante il digiuno intermittente, ma anche in altri aspetti della sua vita. Potresti praticare la consapevolezza durante l'esercizio, le attività quotidiane o i momenti di relax: questo ti consentirebbe di sviluppare una maggiore consapevolezza e resilienza nella tua routine quotidiana, aiutandola a mantenere l'equilibrio mentale ed emotivo mentre affronta le sfide del digiuno intermittente e della vita in generale.

In conclusione, la pratica della consapevolezza può essere uno strumento prezioso per affrontare il digiuno intermittente con determinazione e serenità. Attraverso la piena attenzione ai suoi pensieri, emozioni e sensazioni fisiche durante il digiuno, Anna può sviluppare una maggiore resistenza e tolleranza alle sfide che possono sorgere lungo la strada. Con pazienza, pratica e impegno, la consapevolezza può diventare un'abilità chiave per sostenere il benessere di Anna durante la sua pratica del digiuno intermittente e oltre.

Infine, è importante essere gentili con se stessi e non aspettarsi la perfezione. Il digiuno intermittente può essere una pratica difficile e ci saranno inevitabilmente alti e bassi lungo la strada. È importante accettare che ci saranno giorni migliori e giorni peggiori e non giudicarsi duramente per i "fallimenti". Imparare a perdonare se stessi e riprendere il controllo dopo un pasto o uno spuntino è uno strumento molto potente per mantenere la motivazione e la costanza a lungo termine.

In conclusione, prepararsi mentalmente al digiuno intermittente è un passo importante per avere successo con questa pratica. Informarsi sui benefici, fissare obiettivi chiari, pianificare in anticipo, praticare la consapevolezza ed essere gentili con se stessi, sono strategie utili per prepararsi mentalmente al digiuno e affrontare con successo i suoi rigori: Con la giusta mentalità e determinazione, il digiuno intermittente diventerà una parte gratificante e positiva della nostra routine.

Inoltre, affrontare la fame durante il digiuno intermittente è una parte essenziale del processo e può essere una sfida per molte persone. Tuttavia, con le giuste strategie e un atteggiamento positivo, è possibile gestire efficacemente la fame e mantenere la motivazione nel tempo. Prima di tutto, è importante capire che la fame è un'esperienza normale e naturale del corpo umano, è il modo in cui il nostro organismo ci dice che ha bisogno di energia e nutrienti per funzionare correttamente. Durante il digiuno intermittente, è consuetudine provare una sensazione di fame, specialmente durante i primi giorni o settimane, mentre il corpo si adatta alla nuova routine alimentare.

Una delle strategie più efficaci per controllare la fame durante il digiuno intermittente è bere molta acqua. Infatti, bere acqua può aiutare a riempire lo stomaco, riducendo così la sensazione di fame e aiutando a mantenere il corpo idratato ed evitare la confusione tra fame e sete.

Oltre all'acqua, è utile bere tè o caffè senza zucchero durante il digiuno. Come abbiamo già visto, tè e caffè possono aiutare a sopprimere l'appetito e fornire una leggera energia a causa della caffeina che contengono. Tuttavia, è importante evitare di aggiungere zucchero o dolcificanti al tè o al caffè durante il digiuno, poiché ciò può interrompere il digiuno e aumentare l'apporto calorico.

Un'altra strategia efficace per controllare la fame durante il digiuno intermittente è mantenere la mente occupata. Distrarsi con attività che richiedono concentrazione, come leggere un libro, ascoltare musica, fare una passeggiata o un hobby, può aiutare a ridurre il desiderio di mangiare e passare il tempo durante i periodi di digiuno.

Inoltre, è utile pianificare i pasti durante i periodi di assunzione per ottenere un adeguato apporto di nutrienti e sentirsi sazi più a lungo: mangiare cibi ricchi di proteine, Fibre e grassi sani possono aiutare a mantenere la sazietà e ridurre la sensazione di fame tra i pasti. Inoltre, è consigliabile evitare cibi ricchi di zucchero e carboidrati raffinati, poiché possono portare a picchi eccessivi di zucchero nel sangue seguiti da una rapida diminuzione dell'energia e da un aumento della fame.

Mantenere uno stile di vita sano e attivo può anche aiutare a controllare la fame durante il digiuno intermittente. L'esercizio fisico regolare riduce la sensazione di fame e migliora l'umore, mentre un sonno adeguato aiuta anche a regolare meglio le proprie emozioni, che svolgono un ruolo chiave nell'intero processo.

Se Anna volesse integrare l'esercizio nella sua routine, potrebbe prendere in considerazione lunghe passeggiate mattutine all'aperto. Infatti, camminare è un'attività fisica accessibile e adatta a persone di tutte le età e livelli di forma fisica. È un modo efficace per iniziare la giornata con energia e positività e può essere particolarmente utile durante il digiuno intermittente.

Ecco come Anna potrebbe organizzare la sua passeggiata mattutina per sfruttare al meglio i suoi benefici:

Prima di tutto, devi scegliere un percorso piacevole e sicuro per la tua passeggiata. Puoi scegliere un parco vicino a casa tua, un sentiero o una tranquilla zona pedonale. Se ti assicuri che il percorso sia privo di ostacoli e sicuro, potrai goderti tranquillamente la tua passeggiata.

Quindi potresti iniziare la tua passeggiata mattutina con una breve sessione di riscaldamento per preparare il corpo all'attività fisica. Questo potrebbe includere alcuni esercizi leggeri di stretching per rilassare i muscoli e aumentare la flessibilità. Inoltre, il riscaldamento può anche aiutare ad aumentare gradualmente il ritmo cardiaco e aumentare il flusso sanguigno ai muscoli, preparandoli per l'attività fisica imminente.

Mentre cammina, Anna può concentrarsi sul mantenimento di un respiro profondo e ritmico per mantenere un ritmo costante e confortevole. Inalare profondamente dal naso e espirare dalla bocca aumenta i livelli di ossigeno nel corpo e riduce l'affaticamento durante l'esercizio. Mantenendo un ritmo respiratorio regolare, Anna può sfruttare appieno i benefici cardiovascolari delle sue passeggiate.

Mentre cammina, Anna dovrebbe anche prestare attenzione alla sua postura. Mantenere una postura eretta e allineata può aiutare a prevenire lesioni e dolori muscolari e a massimizzare l'efficacia dell'allenamento; pertanto, è importante mantenere la colonna vertebrale dritta mentre si cammina, mantenendo le spalle rilassate e il collo allungato.

Durante la passeggiata, Anna potrebbe cogliere l'opportunità di integrare la pratica della consapevolezza e della gratitudine: osservare la natura circostante, ascoltare i suoni e sentire il contatto dei piedi con il suolo, può aiutarla a vivere il momento presente e ad apprezzare la bellezza della vita. Essere grati di avere un corpo sano e di potersi muovere può aumentare la sensazione di benessere mentale ed emotivo mentre si cammina.

Alla fine della passeggiata, potresti terminare con una breve sessione di raffreddamento per ridurre gradualmente la frequenza cardiaca e rilassare i muscoli con leggeri esercizi di stretching per mantenere la flessibilità e prevenire la rigidità muscolare dopo l'esercizio. Terminare la passeggiata in modo tranquillo e rilassato può aiutare Anna a sentirsi calma e concentrata per affrontare il resto della giornata.

In conclusione, una passeggiata mattutina all'aperto è un esempio concreto e molto buono di esercizio che può essere praticato durante il digiuno intermittente, poiché questa attività è accessibile, piacevole e benefica per la salute fisica e mentale di tutti, inclusa Anna.

Quindi, è anche importante dare priorità a un sonno di qualità. Ecco alcuni consigli concreti che puoi seguire per dormire meglio durante il digiuno intermittente.

Prima di tutto, è importante stabilire una routine di sonno regolare. Ognuno di voi dovrebbe cercare di andare a letto e alzarsi alla stessa ora ogni giorno, compresi i giorni in cui si pratica il digiuno. Mantenere una routine di sonno forte può aiutare a regolare il ritmo circadiano del corpo e migliorare la qualità del sonno in generale. Per lo stesso motivo, dovresti evitare di consumare cibi o bevande contenenti caffeina nelle ore precedenti il sonno. La caffeina è uno stimolante che può interferire con il sonno, rendendo difficile addormentarsi e riducendo la sua qualità: limitare il consumo di caffeina durante il giorno ed evitarla completamente di notte può favorire un sonno più profondo e riposante.

Inoltre, dovresti provare a non consumare pasti pesanti o troppo piccanti poco prima di andare a letto. Il consumo di questo tipo di cibo poco prima di coricarsi può causare disturbi gastrointestinali e interferire con il sonno. Invece, sarebbe meglio optare per pasti leggeri e facili da digerire nelle ore notturne, come una zuppa di verdure o un'insalata leggera.

È anche molto importante creare un ambiente adatto per un sonno confortevole e rilassante nella tua camera da letto: prova a utilizzare tende opache per bloccare la luce esterna, acquista un materasso e cuscini comodi, e impostare in modo ottimale la temperatura per creare un ambiente fresco e confortevole. Provalo per crederci, vedrai come il tuo sonno migliorerà in pochissimo tempo.

Se vuoi, puoi svolgere attività rilassanti per prepararti a dormire. Regalati la lettura di un buon libro, ascolta musica rilassante o pratica una sessione di respirazione profonda o di consapevolezza. Sono tutte attività che possono aiutare in modo incisivo ad alleviare lo stress e l'ansia accumulati durante il giorno e favorire il rilassamento del corpo e della mente prima di addormentarsi.

Inoltre, limita assolutamente l'uso di dispositivi elettronici come smartphone, tablet o computer prima di andare a letto. La luce blu emessa da questi dispositivi può interferire con la produzione di melatonina, un ormone che regola il sonno, e alterare il ritmo circadiano naturale dell'organismo. Spegnere i dispositivi elettronici almeno un'ora prima di coricarsi per addormentarsi meglio.

Infine, se continui ad avere difficoltà a dormire bene durante il digiuno intermittente, può essere utile consultare un medico o un professionista della salute mentale. Condizioni come l'insonnia o l'apnea notturna possono influire negativamente sulla qualità del sonno e richiedere un trattamento specifico. Un professionista sarà in grado di valutare la tua situazione specifica e di darti consigli personalizzati per migliorare la qualità del sonno e il benessere generale.

In conclusione, migliorare la qualità del sonno durante il digiuno intermittente richiede alcune semplici regole, come adottare una buona routine di sonno e prestare attenzione all'ambiente e alle abitudini di vita. Seguendo una routine di sonno regolare, evitando stimolanti come la caffeina, dormendo in un ambiente accogliente e ordinato e praticando attività rilassanti prima di coricarsi, potrai goderti un sonno davvero riposante per far meglio fronte alla pratica del digiuno.

Infine, è importante ascoltare il corpo e rispettare i suoi segnali. Se la fame diventa troppo intensa durante il digiuno intermittente, è importante non essere costretti a digiunare. Al contrario, può essere necessario apportare modifiche al programma di digiuno, come ridurre il periodo di digiuno o aumentare l'apporto calorico durante i periodi in cui si mangia.

In breve, controllare la fame durante il digiuno intermittente richiede pazienza, pratica e un atteggiamento positivo. Non dimenticare mai di ascoltare il tuo corpo e non esitare a apportare modifiche al programma di digiuno in base alle tue esigenze e sensazioni, è della tua salute che stiamo parlando e non c'è dubbio, Amare se stessi è la chiave fondamentale per mantenere uno stile di vita sano e sostenibile a lungo termine.

FAVOLOSE RICETTE

COLAZIONE

Parfait Antinfiammatorio allo Yogurt e Mirtilli

Ingredienti:

- 200g di yogurt greco naturale
- ½ tazza di mirtilli freschi
- 2 cucchiai di granola senza zuccheri aggiunti
- 1 cucchiaio di noci tritate
- 1 cucchiaino di miele
- 1 pizzico di cannella in polvere

Procedimento

1. Versa metà dello yogurt in un bicchiere alto o in una ciotola.
2. Aggiungi un strato di mirtilli e metà della granola.
3. Ripeti gli strati con il restante yogurt, mirtilli e granola.
4. Guarnisci con le noci tritate.
5. Irrora con il miele e spolvera con la cannella.
6. Servi fresco per una colazione rigenerante e antiossidante.

Smoothie Verde Antinfiammatorio

Ingredienti

- 1 tazza di spinaci freschi
- ½ avocado
- 1 banana piccola
- 1 cucchiaino di zenzero fresco grattugiato
- 2 cucchiai di semi di chia
- 1 tazza di latte di mandorlaGhiaccio q.b.

Procedimento

1. Lava accuratamente gli spinaci.
2. Taglia l'avocado e la banana a pezzetti.
3. Metti spinaci, avocado, banana e zenzero nel frullatore.
4. Aggiungi i semi di chia e il latte di mandorla.
5. Frulla fino a ottenere una consistenza omogenea e cremosa.
6. Aggiungi ghiaccio a piacere per raffreddare.
7. Servi immediatamente per una colazione ricca di energia e antiossidanti.

Bowl di Quinoa al Cocco e Mango:

Ingredienti

- ½ tazza di quinoa cotta
- 1 tazza di latte di cocco
- 1 mango maturo a dadini
- 1 cucchiaio di scaglie di cocco tostate
- 1 cucchiaino di miele
- 1 pizzico di cannella

Procedimento

1. Unisci la quinoa cotta e il latte di cocco in una ciotola.
2. Scalda leggermente per amalgamare i sapori.
3. Aggiungi i dadini di mango sopra la quinoa.
4. Cospargi con scaglie di cocco tostate.
5. Irrora con miele e una spolverata di cannella.
6. Mescola leggermente prima di servire per una colazione esotica e antinfiammatoria.

Pancake di Farina d'Avena e Banana:

Ingredienti

- 1 banana matura schiacciata
- 2 uova
- ½ tazza di farina d'avena
- 1 cucchiaino di lievito in polvere
- 1 pizzico di sale
- 1 cucchiaino di estratto di vaniglia
- Olio di cocco per cottura

Procedimento

1. In una ciotola, mescola la banana schiacciata con le uova.
2. Aggiungi farina d'avena, lievito, sale e vaniglia. Mescola fino a ottenere un composto omogeneo.
3. Scalda un po' di olio di cocco in una padella antiaderente.
4. Versa un mestolo di impasto per ogni pancake. Cucina fino a doratura su entrambi i lati.
5. Servi caldi, con un filo di miele o sciroppo d'acero a piacere

Chia Pudding al Lampone e Mandorle:

Ingredienti

- ¼ tazza di semi di chia
- 1 tazza di latte di mandorla
- 1 cucchiaio di miele
- ½ cucchiaino di estratto di vaniglia
- ½ tazza di lamponi freschi
- 2 cucchiai di mandorle tritate

Procedimento

1. In una ciotola, mescola semi di chia e latte di mandorla.
2. Aggiungi miele e vaniglia, amalgama bene.
3. Lascia riposare per almeno 2 ore o tutta la notte in frigo.
4. Prima di servire, mescola per assicurare la consistenza desiderata.
5. Guarnisci con lamponi freschi e mandorle tritate.
6. Gusta il pudding per una colazione ricca di fibre e antiossidanti.

PRANZO

Insalata Mediterranea di Quinoa:

Ingredienti

- 1 tazza di quinoa cotta
- 1 cetriolo tagliato a dadini
- 1 pomodoro tagliato a dadini
- ½ tazza di olive Kalamata denocciolate
- ¼ tazza di cipolla rossa affettata finemente
- ¼ tazza di feta sbriciolata
- 2 cucchiai di olio d'oliva extravergine
- Succo di 1 limone
- 1 cucchiaino di origano secco
- Sale e pepe q.b.

Procedimento

1. In una grande ciotola, combina la quinoa cotta con cetriolo, pomodoro, olive e cipolla rossa.

2. Aggiungi la feta sbriciolata.

3.   In una piccola ciotola, emulsiona olio d'oliva e succo di limone con origano, sale e pepe.

4.   Versa il condimento sull'insalata e mescola delicatamente.

5.   Lascia riposare per 10 minuti per far amalgamare i sapori prima di servire.

Zuppa di Lenticchie e Curcuma:

Ingredienti

- 1 tazza di lenticchie rosse
- 4 tazze di brodo vegetale
- 1 cipolla piccola tritata
- 2 carote tagliate a cubetti
- 2 spicchi d'aglio tritati
- 2 cucchiaini di curcuma in polvere
- 1 cucchiaino di cumino in polvere
- Sale e pepe q.b.
- Olio d'oliva extravergine
- Coriandolo fresco per guarnire

Procedimento

1. Riscalda l'olio in una pentola, soffriggi cipolla e aglio.
2. Aggiungi carote, curcuma e cumino, cuoci per 2 minuti.
3. Versa le lenticchie e il brodo, porta a ebollizione.
4. Abbassa il fuoco, copri e lascia sobbollire fino a cottura lenticchie.
5. Frulla parzialmente per una consistenza cremosa.
6. Condisci con sale e pepe.
7. Servi calda, guarnita con coriandolo fresco.

Zoodles di Zucchine al Pesto di Avocado:

Ingredienti

- 2 zucchine grandi, trasformate in zoodles
- 1 avocado maturo
- 1 manciata di basilico fresco
- 2 spicchi d'aglio
- Succo di ½ limone
- 2 cucchiai di olio d'oliva extravergine
- Sale e pepe q.b.
- Pinoli tostati per guarnire

Procedimento

1. Frulla avocado, basilico, aglio, succo di limone e olio per il pesto.
2. Condisci con sale e pepe a piacere.
3. Salta brevemente i zoodles in padella per 2 minuti.
4. Mescola i zoodles con il pesto di avocado.
5. Servi guarniti con pinoli tostati.

Risotto al Cavolfiore e Curcuma

Ingredienti

- 1 testa di cavolfiore grattugiata fino a ottenere "riso"
- 1 cipolla tritata finemente
- 2 spicchi d'aglio schiacciati
- 1 cucchiaino di curcuma in polvere
- ½ tazza di brodo vegetale
- 2 cucchiai di olio d'oliva extravergine
- Sale e pepe q.b.
- Prezzemolo fresco tritato per guarnire

Procedimento

1. Soffriggi cipolla e aglio nell'olio fino a doratura.
2. Aggiungi il "riso" di cavolfiore e la curcuma, mescola bene.
3. Versa gradualmente il brodo, cuoci fino a morbidezza.
4. Condisci con sale e pepe.
5. Guarnisci con prezzemolo prima di servire.

Tacos di Lattuga con Pollo e Avocado

Ingredienti

- Foglie di lattuga grandi per tacos
- 200g di petto di pollo grigliato e tagliato a strisce
- 1 avocado maturo, affettato
- 1 pomodoro medio, tritato
- 1 cipolla rossa piccola, affettata finemente
- Salsa guacamole
- Succo di limone q.b.
- Coriandolo fresco tritato
- Sale e pepe q.b.

Procedimento

1. Disponi le foglie di lattuga su un piatto.
2. Distribuisci il pollo, l'avocado, il pomodoro e la cipolla rossa nelle foglie.
3. Aggiungi un cucchiaio di salsa guacamole su ciascun taco.
4. Irrora con succo di limone fresco.
5. Cospargi di coriandolo, sale e pepe.
6. Servi immediatamente per un pranzo fresco e nutriente

Insalata di Spinaci con Salmone al Forno

Ingredienti

- 150g di salmone fresco
- 2 tazze di spinaci baby
- ½ avocado, a fette
- ¼ di cipolla rossa, affettata sottilmente
- 1 cucchiaio di semi di zucca
- 2 cucchiai di olio d'oliva extravergine
- 1 cucchiaio di succo di limone
- Sale e pepe q.b.

Procedimento

1. Condisci il salmone con sale e pepe, cuoci in forno a 200°C per 12-15 minuti.
2. Componi l'insalata con spinaci, avocado e cipolla rossa.
3. Sforna il salmone, lascia intiepidire, poi aggiungilo all'insalata.
4. Condisci con olio, succo di limone, sale e pepe.
5. Guarnisci con semi di zucca.

CENA

Salmone al Forno con Asparagi

Ingredienti

- 2 filetti di salmone
- 1 mazzo di asparagi, puliti
- 2 cucchiai di olio d'oliva
- Succo di ½ limone
- Sale e pepe q.b.
- Aneto fresco

Procedimento

1. Preriscalda il forno a 200°C.
2. Disponi gli asparagi in una teglia, condisci con 1 cucchiaio d'olio, sale e pepe.
3. Adagia i filetti di salmone sopra gli asparagi.
4. Condisci il salmone con il succo di limone, sale, pepe e il restante olio.
5. Cuoci in forno per 15-20 minuti.
6. Servi guarnito con aneto fresco

Filetto di Merluzzo al Cartoccio con Verdure

Ingredienti

- 2 filetti di merluzzo
- 1 zucchina, a fette sottili
- 1 carota, a julienne
- Succo di 1 limone
- 2 cucchiai di olio d'oliva extravergine
- Sale e pepe q.b.
- Erba cipollina, tritata

Procedimento

1. Preriscalda il forno a 180°C.
2. Posa ciascun filetto su un foglio di carta da forno.
3. Distribuisci zucchina e carota sui filetti.
4. Irrora con succo di limone e olio.
5. Condisci con sale, pepe e erba cipollina.
6. Chiudi i cartocci e cuoci per 20 minuti.
7. Servi direttamente nel cartoccio per mantenere gli aromi.

Pollo alla Curcuma con Verdure al Vapore

Ingredienti

- 2 petti di pollo
- 1 cucchiaino di curcuma
- 2 cucchiai di olio d'oliva
- Sale e pepe q.b.
- 1 spicchio d'aglio
- 1 carota a rondelle sottili
- 1 zucchina a rondelle
- Broccoli, tagliati

- Succo di ½ limone
- Prezzemolo fresco

Procedimento

1. Condisci i petti di pollo con la curcuma, sale, pepe e aglio.
2. Scalda una padella con 1 cucchiaio di olio e cuoci il pollo fino a doratura.
3. Nel frattempo, cuoci le verdure al vapore finché sono tenere
4. Condisci le verdure con il succo di limone e prezzemolo.
5. Servi il pollo con le verdure

Melanzane Ripiene

Ingredienti

- 2 melanzane medie
- 1 tazza di quinoa cotta
- 1/2 tazza di pomodori a cubetti
- 1/2 tazza di spinaci
- 1/4 di tazza di formaggio feta
- 2 cucchiai di olio d'oliva
- 2 spicchi d'aglio
- Sale e pepe q.b.

Procedimento

1. Taglia le melanzane a metà e svuota la polpa.
2. In una padella, scalda l'olio e aggiungi l'aglio tritato.
3. Aggiungi la polpa di melanzana, pomodori, spinaci, quinoa, sale e pepe.
4. Cuoci fino a quando sono morbide.
5. Riempi le melanzane con il composto e cospargere di formaggio feta.
6. Cuoci in forno a 180°C per 25-30 minuti o finché sono tenere.
7. Servire calde

Polpette Vegetariane

Ingredienti

- 1 scatola di ceci scolati e sciacquati
- 1/2 tazza di fiocchi d'avena
- 1 carota grattugiata
- 1 cipolla tritata
- 2 spicchi d'aglio
- 2 cucchiai di prezzemolo
- 1 cucchiaio di semi di lino macinati

- Sale e pepe q.b.
- Olio d'oliva per la cottura

Procedimento

1. Schiaccia i ceci in una ciotola grande.
2. Aggiungi fiocchi d'avena, carota, cipolla, aglio, prezzemolo, semi di lino, sale e pepe.
3. Mescola bene e forma polpette.
4. Scalda l'olio in una padella antiaderente.
5. Cuoci le polpette fino a doratura su tutti i lati.
6. Servi calde con salsa a piacere o su un letto di insalata.

INSALATONE E CONTORNI

Insalata di Quinoa e Verdure al Pesto

Ingredienti

- 1 tazza di quinoa
- 2 tazze di acqua
- 1 cetriolo a dadini
- 1 peperone rosso a strisce
- 1 carota grattugiata
- 1/4 di tazza di noci tritate
- Pesto fresco
- Succo di limone
- Sale e pepe

Procedimento

1. Cuoci la quinoa in acqua bollente finchè è tenera.
2. Scolala e lasciala raffreddare.
3. Taglia a dadini il cetriolo, a strisce il peperone e gratta la carota.
4. In una ciotola, unisci la quinoa e le verdure.
5. Aggiungi le noci tritate e condisci con il pesto fresco, il succo di limone, sale e pepe.
6. Mescola bene e servi come contorno o insalata principale